膝关节置换术患者围手术期自我康复训练指引手册

主　审　高　远

主　编　金　艳　黄　英　武　俊

U0350215

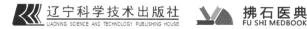

辽宁科学技术出版社
LIAONING SCIENCE AND TECHNOLOGY PUBLISHING HOUSE

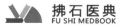

拂石医典
FU SHI MEDBOOK

内容简介

　　本书以人工膝关节置换术相关知识为基础，以手术后的并发症及造成活动不良的可能因素为引导，帮助读者了解人工膝关节置换术后执行康复计划的重要性及方法。我们结合临床工作实际情况编写了本手册，手册包括人工膝关节置换术、围手术期健康指导、康复指导、人工膝关节置换术后健康指导等章节。使患者及家属能迅速了解相关知识，也可供各类医院护理人员参考阅读。

图书在版编目（CIP）数据

　　膝关节置换术患者围手术期自我康复训练指引手册／金艳，黄英，武俊主编.—沈阳：辽宁科学技术出版社，2023.10
　　ISBN 978－7－5591－3207－9

　　Ⅰ.①膝…　Ⅱ.①金…②黄…③武…　Ⅲ.①人工关节－膝关节－移植术（医学）－康复训练　Ⅳ.①R687.409

　　中国国家版本馆 CIP 数据核字（2023）第 155874 号

出版发行：辽宁科学技术出版社
　　　　　北京拂石医典图书有限公司
　　　　　地址：北京海淀区车公庄西路华通大厦 B 座 15 层
联系电话：010-57262361/024-23284376
传　　真：010-88019377
E‐mail：fushimedbook@163.com
印　刷　者：北京天恒嘉业印刷有限公司
经　销　者：各地新华书店

幅面尺寸：140mm×203mm
字　　数：95 千字　　　　　　印　　张：4.75
出版时间：2023 年 10 月第 1 版　　印刷时间：2023 年 10 月第 1 次印刷

责任编辑：陈　颖　刘轶然　　　责任校对：梁晓洁
封面设计：潇　潇　　　　　　　封面制作：潇　潇
版式设计：天地鹏博　　　　　　责任印制：丁　艾

如有质量问题，请速与印务部联系　联系电话：010-57262361

定　　价：45.00 元

编者名单

主　审	高　远			
主　编	金　艳	黄　英	武　俊	
副主编	张亚芳	张仲子	刘崇兵	
编　委	金　铭	熊　鹰	耿承奎	柳百炼
	刘宇泓	王　丽	杨　瑛	杨泽卫
	陈　燕	李　艳	张　琼	李丽荣
	李碧霞	王　媛	庞云珍	罗文坚
	冯雯娟	贾　福	任云峰	杨慧勤
	刘成伟	肖甲宇	李军民	普　淇
	尹春艳	杨萍芬	周易梅	袁红梅
	马龙辉	王建菊	黄　琴	杨瑜梅
	张振华	兰晓艳	浦亚娟	向蔓汐
	赵思敏	毕椿燕	张　凤	张梦楠
	王艳荷	李艳玲	彭楚冬雪	采娴
	刀乔艳	张　静	李孝红	王大兴
	顾　邵	杜晶晶	许丽芬	杨晓彦
	柯　静	莫　林	邹佳利	杨光君
	张露露	朱　琳	蔡帅中	朱寅润

余佳蓓　李　燕　吴春花　李松昱
李海峰　马　俊　王　杰　卢春霞
陈　佳　李怡欣　袁　圆　郭燕红
邹春莉　肖伟平　代学俊　杨宏锟
陆继鹏　吴中雄　宣　靖　杨正宗
吴　桐　陈国军　陈　帅　张　咪
张瑜桐　赵永芳　李云华

前　言

　　膝骨性关节炎（knee osteoarthritis，KOA）是一种慢性退行性骨关节疾病，被 WHO 称为"不死的癌症"，是世界头号致残性疾病。中国健康与养老追踪调查数据库（China Health and Retirement Longitudinal Study，CHARLS）的研究结果显示，我国 KOA 患病率存在显著地域差异，以西南地区（13.7%）和西北地区（10.8%）最高，华北地区（5.4%）和东部沿海地区（5.5%）较低，我国中老年人群中症状性 KOA 的患病率为8.1%，且有不断升高的趋势。该病严重影响患者的生活质量并有一定的致残率，对社会经济造成巨大负担。随着现代科学技术的飞速发展，我国医疗卫生事业也跟着蓬勃发展，人们的生活水平不断提高，观念发生转变，对自己的生活质量提出了更高的要求。过去对各种膝关节疾病如骨性关节炎、类风湿性关节炎、创伤性关节炎等通过临床对症治疗缓解症状即达到医患共识的治疗目的。但近几年随着医学科学的发展及人们对生活质量的高要求，不仅要求解决膝关节的疼痛，还要使得病变的膝关节恢复到和正常人一样的功能。而接受人工膝关节置换术的患者，术后需接受完整且循序渐进的康复计划，方能恢复其整体活动力及协调力，提升生活质量。为给患者、家属提供完整的康复计划，本书内容以人工膝关节置换术相关的基本知识为基础，以手术后的并发症及造成活动不良的可能因素为引导，帮助读者了解人工膝关节置换术后执行康复计划的重要性及方法。本书内容深入浅出，浅显易懂，辅以图片，使患者及家属能迅速了解相关知识，从而指导他们实际应用。

为适应医学学科的发展和患者的要求，昆明市延安医院骨科（运动与医学）护理人员查阅大量的相关资料，结合临床工作实际情况，共同编写了《膝关节置换术患者围手术期自我康复训练指导手册》。该手册包括概述、人工膝关节置换术、围手术期健康指导、康复指导、人工膝关节置换术后健康指导、常见问题答疑六个部分。本书内容严谨，具有科学性和先进性；具有较强的实用性和可操作性；体现了专业化、精细化。该手册内容丰富翔实，阐述流畅严谨，编排层次清晰，切合现代护理实际，可供各类医院护理人员参考阅读。

目　录

第一章　概述 ……………………………………………… 1

第二章　人工膝关节置换术 ……………………………… 51

第一节　认识人工膝关节 ………………………………… 51

第二节　人工膝关节置换术的适应证与禁忌证 ………… 56

第三节　人工膝关节置换术简介 ………………………… 58

第三章　围手术期健康指导 ……………………………… 61

第一节　手术前的护理 …………………………………… 61

第二节　手术前 1 日的护理 ……………………………… 65

第三节　手术当日的护理 ………………………………… 70

第四节　术后第一阶段（1～3 天）的护理 ……………… 75

第五节　术后第二阶段（4～14 天）的护理 …………… 82

第六节　术后第三阶段（2～4 周）的护理 ……………… 91

第七节　术后第四阶段（4~6周）的护理 ···············　95

第八节　术后第五阶段（6~12周）的护理 ···········　97

第九节　术后第六阶段（12周之后）的护理 ···········　98

第十节　潜在风险 ···　100

第十一节　出院后的护理 ································　110

第四章　康复指导 ···　112

第一节　体育活动指导 ····································　112

第二节　日常活动注意事项 ································　113

第三节　家庭、职业康复指导 ····························　117

第五章　人工膝关节置换术后健康指导 ···············　121

第一节　一般知识 ···　121

第二节　饮食指导 ···　122

第六章　常见问题答疑 ····································　134

第一章

概　述

一、什么是膝骨性关节炎

膝骨性关节炎即膝关节软骨的非炎症性退行改变，俗称"长骨刺""骨质增生"，是由于多种原因造成的关节软骨的变性、破坏及骨质增生为特征的慢性关节病。主要表现为关节疼痛、运动受限。见图 1 - 1。

膝骨性关节炎主要表现是关节疼痛和活动不灵活，X 线表现为关节间隙变窄，软骨下骨质致密骨小梁断裂，有硬化和囊性变。关节边缘有唇样增生。后期骨端变形，关节面凹凸不平，关节内软骨剥落，骨质碎裂进入关节，形成关节内游离体，严重者可出现关节畸形。见图 1 - 2。

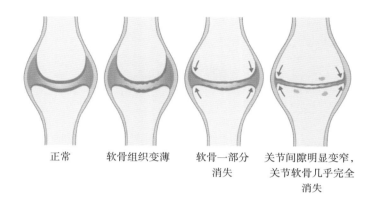

| 正常 | 软骨组织变薄 | 软骨一部分消失 | 关节间隙明显变窄，关节软骨几乎完全消失 |

图 1 - 1　膝骨性关节炎的发生

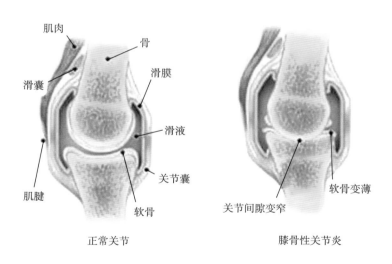

正常关节　　　　　　　　　　　膝骨性关节炎

图 1 - 2　膝骨性关节炎的主要改变

二、症状体征

本病起病缓慢，症状多出现在 40 岁以后，随年龄增长而发病者增多，女性的发病率高于男性。

本病的关节痛有以下特点：多出现在负重关节如膝关节等；关节痛与活动有关，在休息后疼痛就缓解；在关节静止久后再活动局部出现短暂的僵硬感，持续时间不超过 30 分钟，活动后消失；病情严重者即使在休息时都有关节痛和活动受限，受累关节往往伴有压痛、骨性肥大、骨性摩擦音、少数患者有畸形。见图 1 – 3。

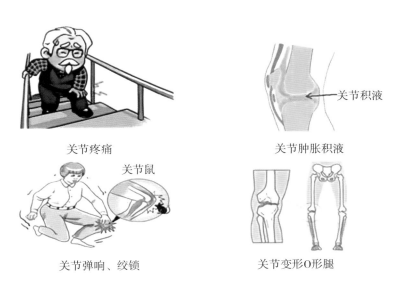

关节疼痛

关节肿胀积液

关节弹响、绞锁

关节变形O形腿

图 1 – 3 膝骨性关节炎的症状体征

1. 疼痛部位

患者最早在走路时感到膝关节疼痛，常在某次走长路之后发生，或在下楼时感到腿软及膝痛。疼痛部位可在髌骨、膝前或膝内前侧，也有一些人疼痛在腘窝部至小腿肚子上方。膝前痛多因髌骨与股骨关节软骨受损，膝前内侧痛多因膝内前关节囊及韧带受关节增生退变所致，腘窝痛常因后关节囊及后方肌肉受刺激所致，严重时关节周围都痛。

2. 关节活动受限

最常见的是膝关节伸直受限，不能完全伸直或屈膝受限。其原因为患骨关节炎时，关节软骨变薄，关节韧带和关节囊因长期处于松弛位而挛缩，膝内侧及外侧韧带变短、挛缩致膝关节伸直不全。膝前关节囊挛缩致下蹲困难。股部肌肉力弱时，常使患者蹲下后再站立困难，需用手扶借力。正常情况下躺在床上，膝关节可完全伸直，腘窝部可贴于床面；而当膝不能完全伸直时，腘窝后可插入手掌。

3. 关节畸形

膝骨性关节炎发展至一定阶段，会逐渐出现膝内翻畸形，正常人两小腿并拢时是直的，即两膝关节与两踝关节可同时接触在一起，膝内翻时，两踝关节可接触在一起，而两膝关节不能相接触，中间有空隙。由于膝骨性关节炎通常是双侧的，两侧膝关节贴不到一起，就成了罗圈腿。

（1）发生膝内翻的原因：膝关节分为内外两部分，发生骨关节炎时，常常膝内侧的软骨磨损比较严重，甚至露出骨面，故逐渐发生膝内翻。X线检查表现：在平躺位拍片时，身体未负重，膝关节内侧与外侧的关节间隙可能一样宽；在站立位拍片时，身体负重，膝关节内侧因为缺少软骨，关节间隙明显变窄。见图1-4。

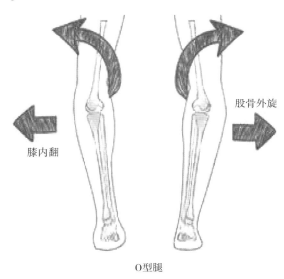

股骨外旋

膝内翻

O型腿

图1-4 膝内翻

（2）发生膝外翻的原因：膝关节畸形也可以发生膝外翻（见图1-5），形成机制与膝内翻相同，区别在于膝外侧关节软骨先磨损变窄，这种情况在跪坐工作的日本妇女中最多见，双腿长期在地上跪坐，身体总是偏在一边，故常是左膝内翻，右膝外翻姿势，形成双膝顺风畸形。

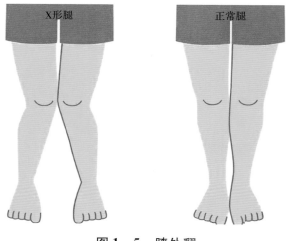

图 1 - 5　膝外翻

三、病因

1. 肥胖

体重的增加和膝骨性关节炎的发病成正比，肥胖亦使病情加重。对肥胖者来说，其体重下降则可以减少膝骨关节炎的发病。见图 1 - 6。

2. 骨密度

当软骨下骨小梁变薄、变僵硬时，其承受压力的耐受性就减少，因此，在骨质疏松者出现骨性关节炎的概率就增多。

3. 外伤和力的承受

异常状态下的膝关节，如在骨切除术后关节处于不稳定状态时当关节承受肌力不平衡并加上局部压力，就会出现软骨的退行性变。正常的关节活动甚至剧烈运动后是不会出现膝骨性关节炎的。

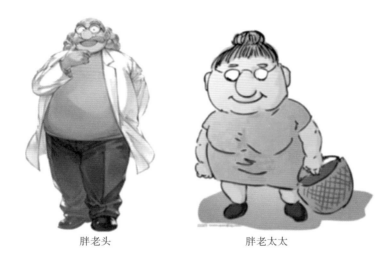

胖老头　　　　　　　　胖老太太

图 1-6　肥胖

4. 遗传因素

本病在女性较多见。资料表明患有 Heberden 结节的妇女，其母亲和姐妹的骨性关节炎发病率比无此病者的家属要高 2 ~ 3 倍。本病在某些家族中发病率较高，在人群调查中，发现人类白细胞抗原（HLA - DR4）及类风湿因子（RF）均阳性的患者病情较重。另外，研究发现 HLA - DW4 与类风湿关节炎（RA）的发病有关，患者中 70% HLA - DW4 阳性。因此遗传可能在发病中起重要作用。

四、病理生理

1. 发病机制

关节软骨是由 1~2mm 厚度的胶原纤维、糖蛋白、透明质酸酯聚集而成，在关节两端的骨头碰撞时起到了缓冲作用，以吸收和分散所承受的负重和机械力量。在生理状况下关节软骨依靠关节周围肌肉的收缩及软骨下的骨质来完全上述的任务。肌肉的收缩除带动关节活动外，同时起着橡皮带样的作用，吸收了大量传来的冲力，保护了关节。当发生意外（如摔跤）时，因为肌肉对此突发的震动不能及时出现保护性反应而使关节负重加重，可导致关节损伤。此外，肌肉老化、周围神经病变时，肌肉吸收能量的功能也大大地减弱，协助软骨负重的另一因素是软骨下呈现网状分布的骨质量，其质地虽较软骨硬但比骨皮质软，具有高度弹性，故有利于承受压力。可以看出骨性关节炎多出现在以下两种情况：一是关节软骨、软骨下皮质、关节周围肌肉有异常时，如老年性退行性变、骨质疏松、炎症、代谢性疾病等。二是关节软骨、关节下骨质、关节周围肌肉虽正常但因承受了过渡性压力时，如肥胖、外伤等。

2. 病理

关节软骨的变形发生最早，具有特征性病变。软骨基质内糖蛋白丢失时关节表层的软骨软化，在承受压力的部位出现断裂，使软骨表面呈细丝绒状物。以后软骨逐渐片状脱落而使软骨层变薄甚至消失。软骨下的骨质出现微小的骨折、坏死，关节面及周围的骨质增生构成 X 线上的骨硬化和骨赘及骨囊性变。

五、膝骨性关节炎的分期

膝骨性关节炎的形成需要几年的时间，并且是分阶段进行的。该病难以治疗，因为直到 OA 达到晚期才可能出现症状。患有膝骨性关节炎的患者应该注意症状的变化和病情进展情况。

1. 第一期：前期

膝关节可能有骨赘生长，软骨可能受到轻微损坏。骨之间的间隙不会明显变窄，软骨出现破裂。第一期 OA 的患者不会感到疼痛或不适，X 线显示关节正常。

2. 第二期：早期

在这个阶段，症状与体征表现为膝关节疼痛，多见于内侧疼痛，上下楼或站起时尤甚，无明显畸形，关节间隙及周围压痛，髌骨研磨试验阳性，关节活动尚可。医生也可查到一些磨损的迹象。膝关节 X 线和其他扫描可清楚地显示更多的骨赘生长，软骨将开始变薄。骨之间的间隙看起来还是正常的，但是骨和组织之间开始变硬。当组织变硬时，骨也会变厚变密，在关节软骨下也会形成一层薄薄的骨头。患者出现关节僵硬或疼痛，长时间坐着会感到膝关节周围特别僵硬和不舒服。虽然可能会有一些轻微的损伤，但骨并没有互相摩擦，滑液是存在的，还能减少摩擦和协助膝关节的运动。

3. 第三期：中期

软骨的损伤继续进展，骨之间的间隙开始减小，X线可显示软骨损伤。在日常活动中，疼痛较重，可合并肿胀，内翻畸形，有屈膝畸形及活动受限、压痛、髌骨研磨试验阳性、关节不稳。如跑步、走路、跪和弯腰时可出现疼痛和不适，可有关节炎症的早期表现。随着OA的进展，软骨将继续变薄并分解，骨出现增厚并向外生长形成大的骨刺。关节周围的组织会发炎，并可能产生过多的滑液，导致肿胀加剧、滑膜炎、关节积液。

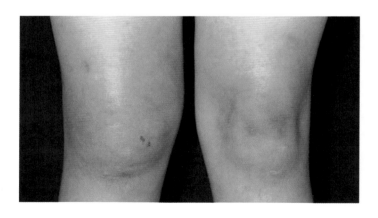

图1-7 关节肿胀

4. 第四期：晚期

这是OA的最晚期，症状非常明显，骨之间的间隙继续缩小，导致软骨进一步分解。最终关节僵硬，炎症持续，关节周围的滑液减少。关节间摩擦加剧，运动时出现明显的疼痛和不适。X线显示骨与骨接触，软骨已经完全磨损，几乎没有剩余。患者可能会出现更多的骨刺，在行走等简单活动中也会感到剧烈的疼痛。在某些严重的情况下，由于软骨的不对称缺失，骨可能会变形和成角，在这个阶段，手术治疗通常是唯一的选择。

六、预防膝骨性关节炎的措施

1. 饮食要搭配均衡、合理营养

人体关节软骨在20岁过后将不再生长，逐年磨损。专家提醒，预防风湿性和类风湿性关节炎的办法是注意保暖和防潮，适当锻炼以增强免疫力，预防扁桃体炎和上呼吸道感染，总之增加自身抵抗能力才可预防本病的发生。膝骨性关节炎患者要注意少从事用关节的活动，如爬山、爬楼梯等。痛风性关节炎的预防措施莫过于科学的饮食，少吃大鱼大肉，多吃清淡的食物，而且一定要听从医生的饮食建议。多吃含硫、组氨酸和富含维生素的食物，如鸡蛋、葱蒜、稻米、麦片等；适量或少吃茄类食物、动物血、动物肝脏、豆制品、菠菜、木耳等含铁丰富的食物。见图1-8。

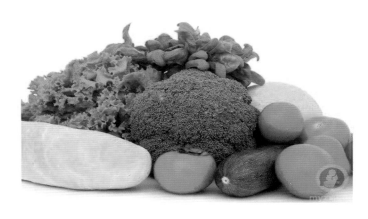

图 1 – 8　营养要均衡

2. 注意补充钙质以外的其他营养物质

除钙以外，磷、锌、铁、骨胶原蛋白、氨基酸等也是不可或缺的营养物质，它们各自在骨骼内都起着其他成分不可替代的重要作用。所以在补钙的同时也不要忽略了骨骼所需的其他物质的补充。

3. 注意补充胶原蛋白

胶原蛋白是人体延缓衰老必须补足的营养物质，占人体全身总蛋白质的30％以上。一个成年人的身体内约有3kg胶原蛋白，其广泛地存在于人体的皮肤、骨骼、肌肉、软骨、关节、头发组织中，起着支撑、修复、保护的三重作用。胶原蛋白的流失是导致骨关节炎的重要原因，因此适当地补充胶原蛋白很重要。建议服用鱼胶原蛋白，它不含脂肪，不会引起身体发胖。

4. 预防肥胖

肥胖会诱发膝关节退行性骨关节炎的发生，肥胖女性发生膝骨性关节炎的发生率是正常体重女性的 4 倍，因此日常要尽量避免长期高脂肪饮食。

5. 要经常进行户外活动

在阳光下多做运动多出汗，中老年人长期坚持低强度的有氧训练非常有必要。如快步走、慢跑、八段锦、太极拳等活动，每周进行 2~3 次，每次 20~30 分钟，对全身关节骨骼健康，心肺脑功能，甚至减少阿尔茨海默病的发生都非常有好处。身体允许的情况下可以快步走或慢跑，但一定要注意运动前的热身和运动后的放松缓冲。运动时，步伐要小，目视前方、双肩自然放松，身姿挺拔，双臂尽量前后摆动，选择有缓冲性的跑步鞋，快步走和跑步的过程中注意调整呼吸节奏，循序渐进，会取得不错的锻炼效果！可帮助排除体内多余的酸性物质，从而预防关节炎的发生。

八段锦和太极拳是我国传统运动的精粹，长期坚持锻炼可以提高 OA 患者的骨密度，提高骨强度，显著减轻膝关节 OA 患者疼痛，缓解晨僵。

八段锦

动作要点

第一段　两手托天理三焦

（1）两脚平行开立，与肩同宽。两臂徐徐分别自左右身侧向上高举过头，十指交叉，翻转掌心极力向上托，使两臂充分伸展，不可紧张，恰似伸懒腰状。同时缓缓抬头上观，要有擎天柱地的神态，此时缓缓吸气。

（2）翻转掌心朝下，在身前正落至胸高时，随落随翻转掌心再朝上，微低头，眼随手运。同时配以缓缓呼气。

如此两掌上托下落，练习4~8次。

另一种练习法，不同之处是每次上托时两臂徐徐自体侧上举，且同时抬起足跟，眼须平视，头极力上顶，亦不可紧张。然后两手分开，在身前俯掌下按，足跟随之下落，气随手按而缓缓下沉于丹田。如此托按4~8次。

这一式主要是四肢和躯干的伸展运动，但实际上是四肢、躯干和诸内脏器官的同时性全身运动。

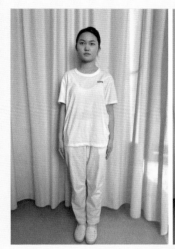
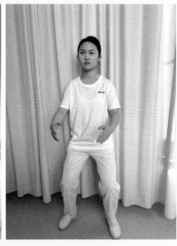
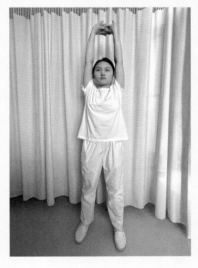

第二段　左右开弓似射雕

（1）两脚平行开立，略宽于肩，成马步站式。上体正直，两臂平屈于胸前，右臂在上，左臂在下。

（2）手握拳，食指与拇指呈八字形撑开，右手缓缓向右平推，右臂展直，同时左臂屈肘向左拉回，左拳停于左肋前，拳心朝内，如拉弓状。眼看右手。

（3）、（4）动作与（1）、（2）动作同，唯左右相反，如此左右各开弓 4 ~ 8 次。

这一动作重点是改善胸椎、颈部的血液循环。临床上对脑震荡引起的后遗症有一定的治疗作用。同时对上、中焦内的各脏器尤对心肺给予节律性的按摩，因而增强了心肺功能。通过扩胸伸臂，使胸肋部和肩臂部的骨骼肌肉得到锻炼和增强，有助于保持正确姿势，矫正两肩内收圆背等不良姿势。

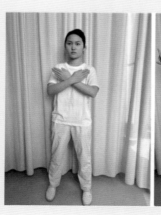
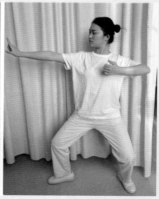

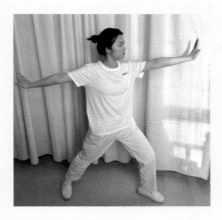

第三段 调理脾胃臂单举

（1）右手自身前成竖掌向上高举，继而翻掌上撑，指尖向左，同时左掌心向下按，指尖朝前。

（2）左手俯掌在身前下落，同时引气血下行，全身随之放松，恢复自然站立。

（3）、（4）动作与（1）、（2）动作同，唯左右相反。如此左右手交替上举各4～8次。

这一动作主要作用于中焦，肢体伸展宜柔宜缓。由于两手交替一手上举一手下按，上下对拔拉长，使两侧内脏和肌肉受到协调性的牵引，特别是使肝胆脾胃等脏器受到牵拉，从而促进了胃肠蠕动，增强了消化功能，长期坚持练习，对上述脏器疾病有防治作用。熟练后亦可配合呼吸，上举吸气，下落呼气。

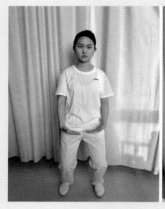 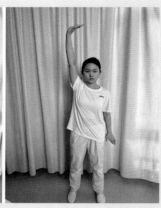

第四段　五劳七伤往后瞧

（1）两脚平行开立，与肩同宽。两臂自然下垂或叉腰。头颈带动脊柱缓缓向左拧转，眼看后方，同时配合吸气。

（2）头颈带动脊柱徐徐向右转，恢复前平视。同时配合呼气，全身放松。

（3）、（4）动作与（1）、（2）动作同，唯左右相反。如此左右后瞧各4～8次。

五劳是指心、肝、脾、肺、肾，因劳逸不当，活动失调而引起的五脏受损。七伤指喜、怒、思、忧、悲、恐、惊等情绪对内脏的伤害。由于精神活动持久地过度强烈紧张，造成神经机能紊乱，气血失调，从而导致脏腑功能受损。该式动作实际上是一项全身性的运动，尤其是腰、头颈、眼球等的运动。由于头颈的反复拧转运动加强了颈部肌肉的伸缩能力，改善了头颈部的血液循环，有助于解除中枢神经系统的疲劳，增强和改善其功能。此式对防治颈椎病、高血压、眼病和增强眼肌有良好的效果。练习时要精神愉快，面带笑容，乐自心田生。只有这样配合动作，才能起到对五劳七伤的防治。另外，此式不宜只做头颈部的拧转，要全脊柱甚至两大腿也参与拧转，这样能促进五脏的健壮，对改善静脉血的回流有更大的效果。

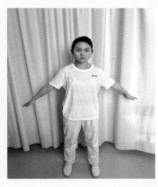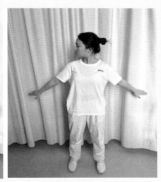

第五段 摇头摆尾去心火

（1）马步站立，双手张开，虎口向内，按住大腿前部。两足分开，相距约三个足底的长度，屈膝半蹲成骑马势。头部及上体前俯，然后做圆环形转腰，转动数圈后再反方向转腰。在转腰的同时，适当摆动臀部。若配合呼吸，则在转腰时吸气，复原时呼气。

　　(2) 动作与 (1) 动作同，唯左右相反。

　　如此 (1)、(2) 动作交替进行各做 4 ~ 8 次。

　　此式动作除强调"松"，以解除紧张并使头脑清醒外，还必须强调"静"。俗谓：静以制躁。"心火"为虚火上炎，烦躁不安的症状，此虚火宜在呼气时以两手拇指做掐腿动作，引气血下降。同时进行的俯身旋转动作，亦有降伏"心火"的作用。动作要保持逍遥自在，并延长呼气时间，消除交感神经的兴奋，以去"心火"。同时对腰颈关节、韧带和肌肉等亦起到一定的作用，并有助于任、督、冲三脉的运行。

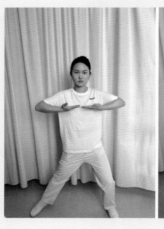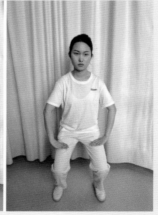

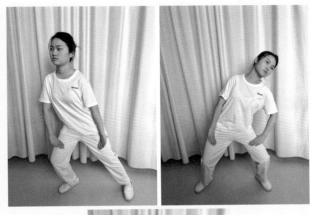

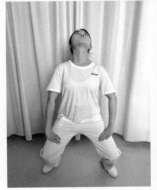

第六段　两手攀足固肾腰

松静站立，两足平开，两臂平举自体侧缓缓抬起至头顶上方转掌心朝上，向上做托举状。稍停顿，两腿伸直，以腰为轴，身体前俯，双手延两腿后顺势向下攀足，稍作停顿。将身体缓缓直起，两臂伸直，掌心向前，再自身体两侧缓缓下落于体侧，如此反复 4～8 次。

　　腰是全身运动的关键部位。这一势主要运动腰部，也加强了腹部及各个内脏器官的活动，如肾、肾上腺、腹主动脉、下腔静脉等。中医认为："肾为先天之本""藏精之脏"。肾是调节体液平衡的重要脏器。肾上腺是内分泌器官。与全身代谢机能有密切关系。腰又是腹腔神经节"腹脑"所在地。由于腰的节律性运动（前后俯仰），可改善脑的血液循环，增强神经系统的调节功能及各个组织脏器的生理功能。长期坚持锻炼，有疏通带脉及任督二脉的作用，能强腰、壮肾、醒恼、明目，并使腰腹肌得到锻炼和加强。年老体弱者，俯身动作应逐渐加大，有较重的高血压和动脉硬化患者，俯身时头不宜过低。

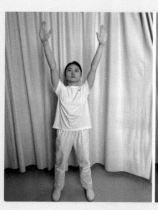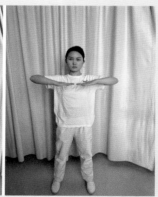

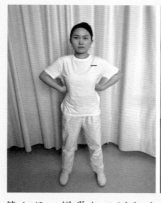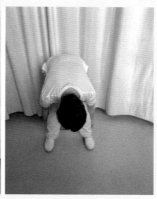

第七段 攒拳怒目增气力

预备姿势：两脚开立，成马步桩，两手握拳分置腰间，拳心朝上，两眼睁大。

（1）右拳向前方缓缓击出，成立拳或俯拳皆可。击拳时宜微微扭腰向左，右肩随之前顺展拳变掌臂外旋握拳抓回，呈仰拳置于腰间。

（2）与（1）动作同，唯左右相反。如此左右交替各击出 4～8 次。

此式动作要求两拳握紧，两脚蹬趾用力抓地，舒胸直颈，聚精会神，瞪眼怒目。此式主要运动四肢、腰和眼肌。根据个人体质、爱好、年龄与运动目的不同，决定练习时用力的大小。其作用是舒畅全身气机，增强肺气。同时使大脑皮层和自主神经兴奋，有利于气血运行。并有增强全身筋骨和肌肉的作用。

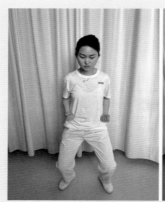 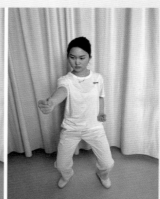

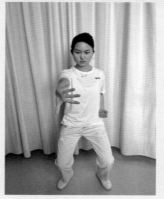

第八段　背后七颠百病消

双足并拢、两腿直立，身体放松，两手臂自然下垂或背后。将两脚跟向上提起，稍作停顿，将两脚跟下落着地。反复练习 4 ~ 8 次。

　　由于脚跟有节律地弹性运动，从而使椎骨之间及各个关节韧带得以锻炼，对各段椎骨的疾病和扁平足有防治作用。同时有利于脊髓液的循环和脊髓神经功能的增强，进而加强全身神经的调节作用。

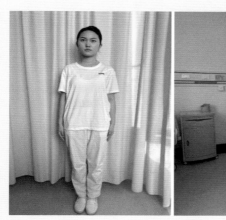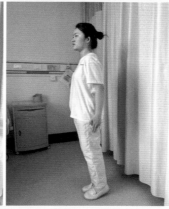

太极拳

动作要点

　　1. 起势：①并步直立；②向左开步；③两手平提；④屈膝下按。

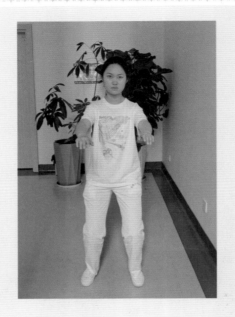

2. 左右野马分鬃：①丁步抱球；②左转开步；③弓步左分；④后坐跷脚；⑤左转撇脚；⑥重心前移；⑦收腿抱球；⑧右转开步；⑨弓步右分；⑩后坐跷脚；⑪右转撇脚；⑫重心前移；⑬收腿抱球；⑭左转开步；⑮弓步左分。

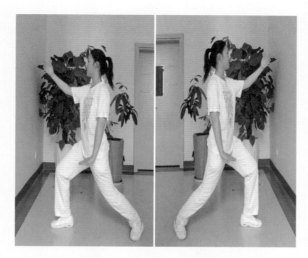

3. 白鹤亮翅：①跟步抱球；②后坐合手；③虚步亮掌。

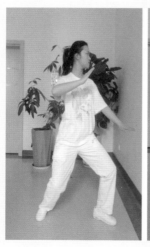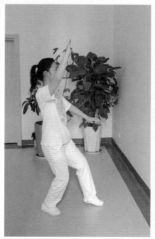

4. 左右搂膝拗步：① 左转右落；②右转左拨；③ 丁步反提；④弯肘开步；⑤搂膝推掌；⑥后坐跷脚；⑦左转撇脚；⑧重心前移；⑨丁步反提；⑩弯肘开步；⑪搂膝推掌；⑫后坐跷脚；⑬右转撇脚；⑭重心前移；⑮弯肘开步；⑯搂膝推掌。

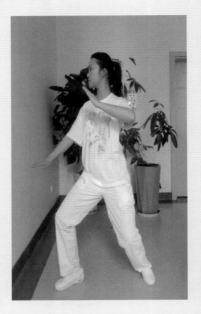

5. 手挥琵琶：①跟步右搭；② 后坐左提；③虚步合臂。

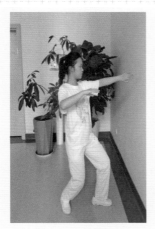

6. 左右倒卷肱：① 右转划弧；②弯肘提腿；③ 退步抱推；④ 左转划弧；⑤ 弯肘提腿；⑥退步抱推；⑦右转划弧；⑧弯肘提腿；⑨退步抱推；⑩左转划弧；⑪弯肘提腿；⑫退步抱推。

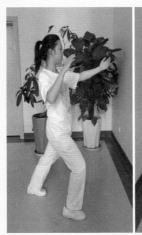
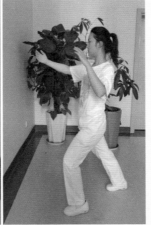

7. 左揽雀尾：①右转划弧；②丁步抱球；③左前开步；④ 弓步左掤；⑤右抱左搭；⑥后坐下捋；⑦ 右转划弧；⑧ 左转搭手；⑨弓步前挤；⑩两手分掌；⑪后坐拖掌 ；⑫弓步前按。

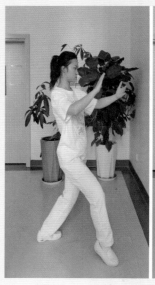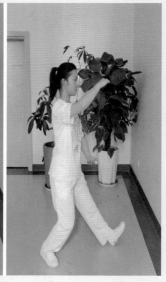

8. 右揽雀尾：①后坐跷脚；②扣脚转腰；③右转开掌；④丁步抱球；⑤左前开步；⑥弓步左掤；⑦左抱右搭；⑧后坐下捋；⑨左转划弧；⑩右转搭手；⑪弓步前挤 ；⑫两手分掌；⑬后坐拖掌；⑭弓步前按。

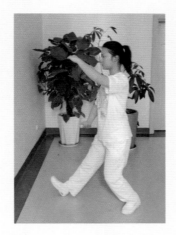

9. 单鞭：①后坐跷脚；②左转左云；③右坐右云；④丁步勾手；⑤左转开步；⑥弓步左推。

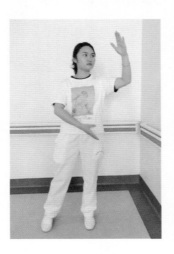

10. 左云手：①（后坐扣脚）右转松勾；②换重左云；③反掌并步；④换重右云；⑤反掌开步；⑥换重左云；⑦反掌并步；⑧换重右云；⑨反掌开步；⑩换重左云；⑪反掌并步。

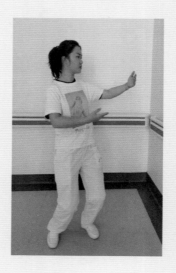

11. 单鞭：①右云反掌；②丁步勾手；③左转开步；④弓步左推。

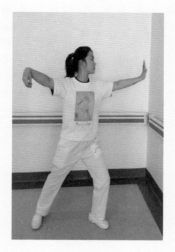

12. 高探马：①跟步变掌；②后坐弯肘；③虚步探掌。

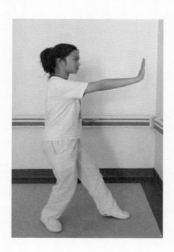

13. 右蹬脚：①收腿左穿；②左转开步；③弓步分掌；
④丁步叉抱；⑤提膝反掌；⑥开掌蹬脚。

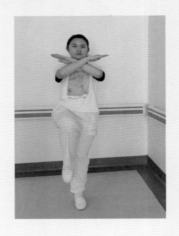

14. 双峰贯耳：①收腿并掌；②落步垂手；③弓步贯
拳。

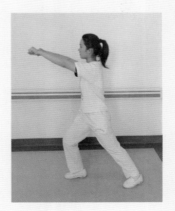

15. 转身左蹬脚：①后坐翘脚；②左转分掌；③右坐下
抱；④丁步叉抱；⑤提膝反掌；⑥开掌蹬脚。

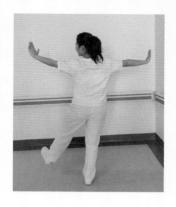

16. 左下势独立：①丁步勾手；②开步看勾；③仆步穿
掌；④弓步挑掌；⑤左转撇脚；⑥重心前移；⑦独立挑掌。

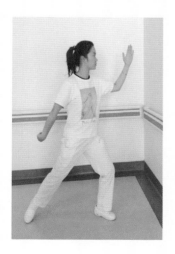

17. 右下势独立：①屈膝落步；②左转勾手（丁步）；③开步看勾；④仆步穿掌；⑤弓步挑掌；⑥右转撇脚；⑦重心前移；⑧独立挑掌。

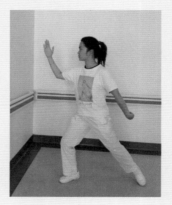

18. 左右穿梭：①左转落步；②丁步抱球；③右转开步；④弓步架推；⑤后坐跷脚；⑥丁步抱球；⑦左转开步；⑧弓步架推。

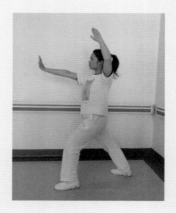

19. 海底针：①跟步搭手；②后坐下按；③提膝抽掌；④虚步插掌。

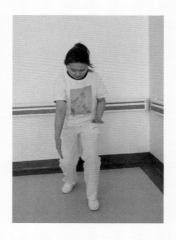

20. 闪通臂：①上步搭手；②弓步架推。

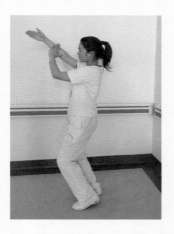

21. 转身搬拦锤：①后坐跷脚；②扣脚转腰；③左坐握拳；④虚步架掌。

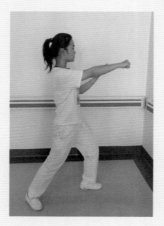

22. 如封似闭：①左穿变掌；②后坐下按；③弓步前按。

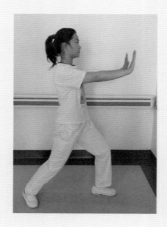

23. 十字手：①后坐跷脚；②扣脚转腰；③右转开掌（撇右脚）；④左坐下抱（扣右脚）；⑤收腿叉抱。

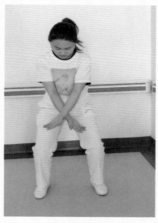

24. 收势：①两手分开；②两手下按；③并步还原。

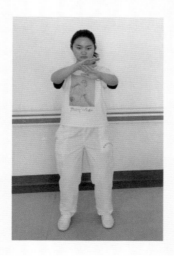

6. 保持良好的心情

不要有过大的心理压力，压力过重会导致酸性物质的沉积，影响代谢的正常进行。适当的调节心情和自身压力可以保持弱碱性体质，从而预防关节炎的发生。

7. 活动关节

因软骨的营养来自正常关节液，关节润滑液由滑膜分泌并由软骨在负重时挤出，不负重时又将润滑液回吸到软骨中，故活动关节是保持软骨营养、润滑和减慢退变的重要措施。关节软骨虽然在退变，但适度活动关节会增加关节软骨的营养，使关节软骨退变速度减慢；但关节活动少或不活动，关节软骨的营养和润滑就会减少，容易导致退变加快。

8. 保持和加强关节周围肌肉的力量

肌肉力量是进行关节活动的保证，因关节活动的动力是关节周围的肌肉，肌肉力量需能胜任该关节负担的体重才能维持关节活动。膝关节伸直运动依靠大腿前面股四头肌的肌力，能维持人体站立。只有股四头肌的肌力胜过体重，屈膝、伸膝、坐下、起立等活动才可完成。前述关节的组成有关节韧带和关节囊，这些无主动收缩的组织是被动地维持关节稳定，而关节周围肌肉的主动收缩，既能使关节活动，又能保护关节韧带和关节囊不受被动牵拉损伤，所以肌肉健康是保持关节健康的主要因素。

9. 防止过劳和过度负重

当关节剧烈活动，过劳活动或负重时，若关节软骨退变、变薄，弹性减低，可致关节软骨损伤，从而加重其退变。过劳、负重的界定在个体之间差异较大，例如有些农民，虽然已是 70 岁，但仍然能坚持田间劳动，对他们而言，过劳和负重的负荷相对高。而一些年轻时不爱运动的人，到了中老年，活动减少，其关节的负重能力会大大降低。因此，过劳和负重的标准，因人而异，与青年及中青年时是否坚持一定量的活动及劳动有关，也可以通过适当活动锻炼而有所提高。每个人可自己掌握其尺度，注意保护。见图 1-9。

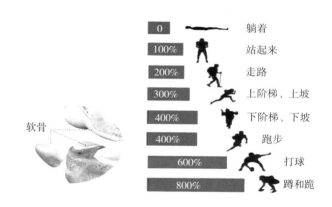

0	躺着
100%	站起来
200%	走路
300%	上阶梯、上坡
400%	下阶梯、下坡
400%	跑步
600%	打球
800%	蹲和跪

软骨

图 1-9 不同姿势下膝关节受力

10. 保护关节少受外界因素的影响

特别是暴露于衣服之外的关节如手部关节，关节周围肌肉软组织较少的关节，如膝关节前部，皮下关节囊内即是关节。手部关节在冬季常接触冷水或在冷水中工作，膝部不注意保暖、受凉时均易发生关节疼痛。夏天开空调时不要对患部直吹，注意保护。

11. 预防关节的畸形和康复锻炼

不适宜的锻炼会加重关节的损伤，但是如果减少骨关节的正常生理负荷又会加速老年骨质疏松的发生。因此骨性关节炎患者应该进行科学的锻炼，注意不要"硬碰硬地"去尝试下面这些损伤膝关节的危险运动：①蹲－起立－再蹲的往复运动；②骑自行车，尤其是矮凳子的小轮自行车；③骑车上坡；④转动膝关节的运动，有人称为"涮膝盖"，即许多老年女士习惯在晨练中屈腿扶膝，左扭几下右扭几下。膝关节是人体最大的关节，在人漫长的一生中，膝关节在所有关节中负荷最高，最容易磨损。膝骨性关节炎里最早磨损的部位是髌骨，这是因为髌骨是下肢屈伸的动力"加力"装置，即是伸膝关节时候的一个"支点"。所以，正确的锻炼原则是：要在最大程度减小关节负荷的情况下，加强肌肉和骨质的锻炼。

（1）游泳：会游泳的老人不妨经常游游泳，因为在游泳的状态下，人的各个骨关节的负荷都很小，但是肌肉和骨质却能够得到充分的锻炼（见图 1 - 10）。

（2）直腿抬高运动：这是一种让髌骨的关节面在减少负荷的状态下得到充分休养，又让其骨质得到充分锻炼的运动方法，在医学上叫做直腿抬高运动（图 1 - 11）。具体操作的方法：平躺在床上，伸直腿（此时髌骨不"滑动"），让大腿上的肌肉收紧、绷直，向上抬高，与床成 45°角，每次都维持 3 秒，让伸直的腿停留在半空中，再慢慢地放下。如此重复 50 次，50 次为一组。此种运动方式也可以站着练习。初次做的时候，次日大腿肌肉会有一些酸痛感，但是持续练习 1 周以后，酸痛感就会逐渐消失，长此以往坚持不懈地锻炼膝关节的抗负荷能力会逐渐得到加强。

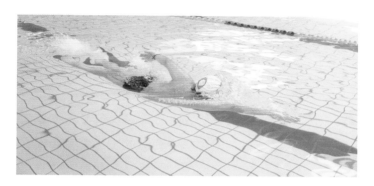

图 1 - 10　游泳

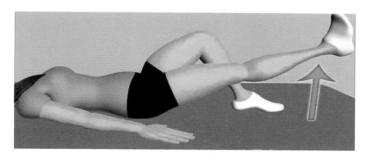

图 1 - 11　直腿抬高运动

（3）靠墙静蹲：养护膝关节的最佳动作就是靠墙静蹲练习，是一种以身体自重作为负荷的静力性股四头肌锻炼方式。基本动作就是背靠墙壁保持半蹲不动的姿势，动作十分简单，一学就会（图 1-12）。背靠墙壁站好，向前跨出一步，让足跟距离墙面一步的距离。背部沿墙面下滑至半蹲，低头可以看到膝盖正好与脚尖重合。注意膝盖和脚尖都要朝向正前方，双脚不能形成"内八字"或"外八字"的形状，膝盖也不能"内扣"或分开太宽。这个动作就像是靠着墙在"扎马步"，但跟武术动作里的"扎马步"又截然不同。这里面的门道并不简单 2 靠墙静蹲时，因为身体有墙壁支撑，一方面减轻了负荷，不让膝关节负重过大；另一方面臀大肌和大腿后侧的腘绳肌不必参与太多，能更有针对性地强化股四头肌。同时背靠墙壁可以保持上半身与脊柱和骨盆稳定，练习起来动作不易变形，安全性能更有保障。

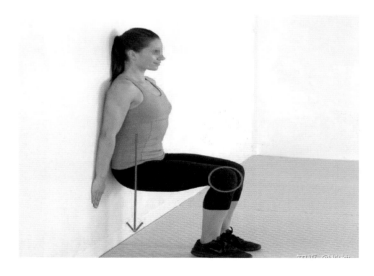

图 1-12　靠墙静蹲

七、膝骨性关节炎的治疗

1. 非药物治疗

（1）包括自我锻炼、减肥、有氧操，关节活动度训练，肌力训练，助行工具的使用，膝内翻的楔行鞋垫，康复治疗及关节保护，日常生活的辅助设施等等。欧美国家相当一部分患者通过以上方法可以减轻症状，恢复正常生活和工作。膝骨性关节炎患者常出现股四头肌肌力减弱，以往认为这是由于失用性萎缩引起的，但国外近来研究认为，股四头肌萎缩并不完全是骨关节炎引起的，而股四头肌肌力减弱可能是造成膝骨性关节炎的危险因素之一。由于股四头肌肌力的减弱，膝关节的稳定性受到了影响，正常肌肉所应有的缓冲能力降低，因此加强股四头肌肌力的训练和有氧训练对骨关节炎患者是有益的。

（2）富血小板血浆（PRP）治疗：对于轻、中度的膝骨性关节炎患者可采用PRP治疗。PRP治疗是抽取部分自体全血通过离心，将外周血中红细胞和部分白细胞等去除后，浓缩制备的富含血小板和纤维蛋白等有效成分的自体血浆，包括血小板、白细胞、血浆蛋白和肽类物质等活性成分。其血小板浓度高达血液中的3~5倍。血小板激活后释放的多种细胞生长因子具有修复损伤、改善局部炎症的作用。将PRP注射到局部，可以起到抗炎、缓解疼痛、促进组织修复的作用。在治疗膝关节疾病时具有缓解关节疼痛、肿胀、改善膝关节功能等作用，对于大部分患者具有较好的效果。见图1-13。

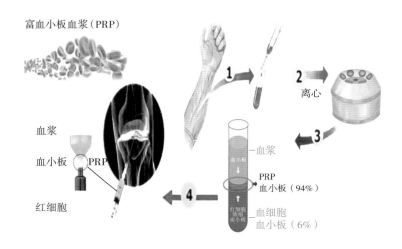

图 1 – 13　PRP 治疗

2. 药物治疗

（1）玻璃酸钠：为关节腔滑液的主要成分，为软骨基质的成分之一，在关节里起到润滑作用，减少组织间的摩擦。关节腔内注入后可明显改善滑液组织的炎症反应，增强关节液的黏稠性和润滑功能，保护关节软骨，促进关节软骨的愈合与再生，缓解疼痛，增加关节的活动度。常于关节内注射，1 次 25mg，1 周 1 次，连续 5 周。见图 1 – 14。

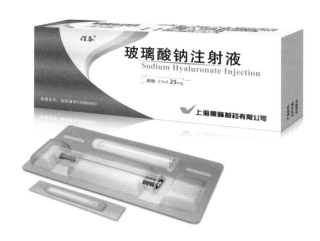

图 1 - 14 玻璃酸钠

（2）氨基葡萄糖：为构成关节软骨基质中聚氨基葡萄糖（GS）和蛋白多糖的最重要的单糖。正常人可通过葡萄糖的氨基化来合成 GS，但在骨性关节炎患者的软骨细胞内 GS 合成受阻或不足，导致软骨基质软化并失去弹性，胶原纤维结构破坏，软骨表面腔隙增多使骨骼磨损及破坏。氨基葡萄糖可阻断骨关节炎的发病机制，促使软骨细胞合成具有正常结构的蛋白多糖，并抑制损伤组织和软骨的酶（如胶原酶、磷脂酶 A2）的产生，减少软骨细胞的损坏，改善关节活动缓解关节疼痛，延缓骨性关节炎的病程，口服 1 次 250 ~ 500mg，1 日 3 次就餐服用最佳。见图 1 - 15。

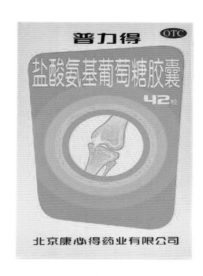

图 1 - 15　氨基葡萄糖

（3）非甾体类镇痛抗炎药：可抑制环氧化酶和前列腺素的合成，对抗炎症反应，缓解关节水肿和疼痛。可选布洛芬200 ~ 400mg，3 次/日；或氨糖美辛 200mg，3 次/日，尼美舒利100mg，2 次/日，连续4 ~ 6 周。

3. 手术治疗

（1）修复性治疗包括关节镜手术和膝关节周围截骨矫形手术。其中，关节镜手术治疗仅对有疼痛症状的膝骨性关节炎短期有效，而针对伴有交锁或半月板撕裂等症状的患者，可通过关节镜下游离体清理、半月板成形等治疗，能减轻部分早中期患者的症状；对于膝关节力线不佳的骨性关节炎，尤其是青中年且活动量较大的患者，可酌情选择膝关节周围截骨手术，如胫骨高位截骨术、股骨髁上截骨术或腓骨近端截骨术等，以改善关节功能并缓解疼痛。见图 1 - 16。

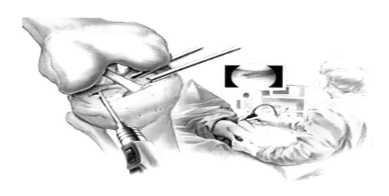

图 1 - 16　膝关节镜微创手术

（2）重建治疗包括单髁置换术和全膝关节置换术（图 1 - 17）。指南中推荐对其他干预措施疗效均不明显的重度骨关节炎患者行人工关节置换术，同时应考虑患者的具体情况、主观意愿及预期。人工关节置换手术对于大多数重度晚期骨关节炎患者，在缓解疼痛、恢复关节功能方面具有显著效果，是非常成熟且有效的治疗方法。

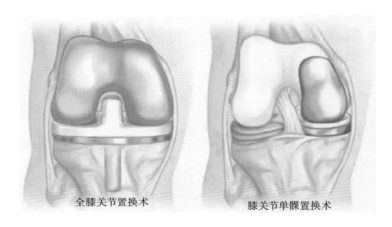

全膝关节置换术　　　　　　　膝关节单髁置换术

图 1 – 17　关节置换术

　　生活中疾病的正确预防远比发病后的治疗更重要。目前的医学水平无法根治或逆转骨性关节炎，这就需要形成良好的生活习惯和生活方式，减轻体重，纠正不正确的锻炼健身方式，远离"行走杀手"，保护好膝关节才能走更远的路，欣赏到更美的风景。一旦出现骨性关节炎症状，应及早到正规医院进行检查和治疗，对所谓的"祖传秘方"一定要谨慎对待。

第二章

人工膝关节置换术

第一节　认识人工膝关节

一、人工膝关节置换的目的

人工膝关节置换的目的是缓解和消除疼痛，恢复和改善关节的运动功能，矫正长期病损所造成的畸形。

二、人工膝关节的组成

膝关节是由股骨、胫骨、腓骨、髌骨构成的（图 2 - 1 - 1）。在股骨和胫骨之间有两个软骨盘，分别称为内侧半月板和外侧半月板。股骨前下端有槽合适安放髌骨，这些关节的表面覆盖软骨，能吸收震动承受压力。软骨特别是半月板在运动时是人体最易受伤的部分，一旦受损，就会造成关节疼痛、功能障碍，人工膝关节置换能有效地重建膝关节功能，提高患者的生活质量。

人工全膝关节包括股骨假体、胫骨假体和髌骨假体，由金

属制成的股骨髁、胫骨托及 UHMWPE 制成的胫骨垫和髌骨假体
几部分组成（图 2 - 1 - 2）。

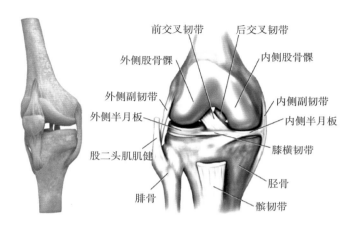

图 2 - 1 - 1　膝关节结构图

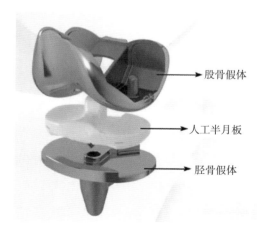

图 2 - 1 - 2　人工全膝关节组成

人工膝关节含金属和塑料两大部分，金属部分包括钛合金或钴铬合金所铸成的股骨、胫骨及髌骨关节。塑料部分系由高浓度聚乙烯制成，聚乙烯是最早被用于人工关节的高分子材料，以后又采用性能更好的超高分子聚乙烯，附着于胫骨及髌骨关节的金属部分，其目的是减少和股骨金属关节面之间的摩擦。

三、人工膝关节置换手术

自从 1968 年第一次人工膝关节置换手术以来，手术技术已经发生了很大改进。医疗技术的进步使植入的人工膝关节几乎与人类膝关节的移动方式相一致。人工全膝关节置换术已成为目前骨科手术中最安全和最有效的手术之一。

人工全膝关节置换术（total knee arthroplasty，TKA）是治疗膝关节严重疾患，解除膝关节疼痛，重建膝关节功能的主要手段，全世界每年有大量患者接受 TKA 手术（图 2 - 1 - 3）。根据对 17 个国家的统计，每年约 110 万人进行 TKA，其中 8% 为二次翻修，并且 TKA 的人数每年以 11% 的速度递增。2020 年，美国国家联合登记处报告显示单髁膝关节置换术的翻修机会大约是全膝关节置换术的 2 倍或更多。根据 KOOS 膝关节功能评分系统评分，88% 的患者在全膝关节置换术后获得了有效的改善，手术优良率 93.75%，术后在疼痛、关节功能及活动度等方面均有明显的改善。

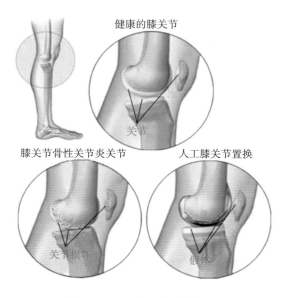

图 2 – 1 – 3　人工膝关节置换

四、人工膝关节的类型

　　人工膝关节的固定方式主要有骨水泥固定型和非骨水泥固定型两类。应用最广泛的是骨水泥固定型假体。在膝关节置换手术中，骨水泥的作用已不仅仅是固定假体，更重要的作用是加强骨床的承载强度，尤其是在胫骨侧。非骨水泥固定型假体，如各种微孔型或 HA 涂层假体在近期获得了较好的随访结果，但缺乏远期随访，尚无法与骨水泥型假体相比较，绝大多数医生仍推荐使用骨水泥固定胫骨侧假体。

1. 单髁膝关节置换术

单髁膝关节置换术（图2－1－4）主要适用于膝关节单一间室严重病变而引起疼痛的患者，可以用于内侧或外侧间室病变。其优势在于能够保留交叉韧带，软组织损伤小，失血量少，康复快，术后膝关节活动度好。

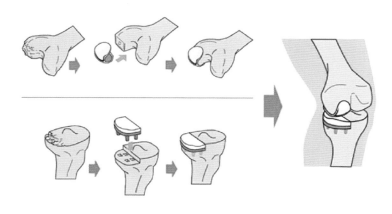

图2－1－4 单髁膝关节置换术

2. 全膝关节置换术

全膝关节置换术（图2－1－5）主要适用于因膝关节终末期病变而引起疼痛的患者，此类患者可能伴有膝关节的畸形、不稳以及日常生活活动的严重障碍等，经保守治疗无效或效果不显著，是膝关节炎治疗的最终手段。

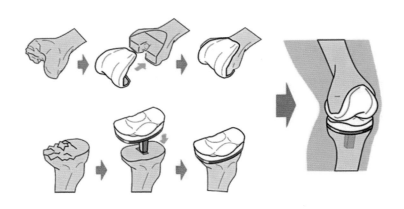

图 2 - 1 - 5　全膝关节置换术

第二节　人工膝关节置换术的 适应证与禁忌证

一、人工膝关节置换手术的适应证

1. 膝关节各种类型关节炎（图 2 - 2 - 1），类风湿性关节炎。

2. 膝关节创伤性关节炎。

3. 原发性或继发性膝关节骨关节炎。

4. 退行性膝关节骨关节炎。

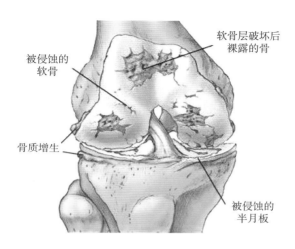

被侵蚀的
软骨

软骨层破坏后
裸露的骨

骨质增生

被侵蚀的
半月板

图 2 - 2 - 1 膝关节各种类型关节

二、人工膝关节置换手术的禁忌证

1. 绝对禁忌证

全身或局部存在难以控制的感染。

2. 相对禁忌证

（1）重度骨质疏松。

（2）血友病患者。

（3）精神异常。

第三节　人工膝关节置换术简介

一、人工膝关节置换手术过程（膝前正中入路）

膝关节置换术常规流程分为 4 个步骤。

1. 植入前准备

去除股骨和胫骨末端受损软骨表面以及部分软骨下部骨骼（见图 2 – 3 – 1）。

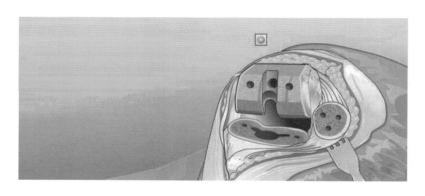

图 2 – 3 – 1　按照截骨模具截骨后

2. 植入股骨组件

将金属股骨植入物定位，并将它们"压接"到已处理好的骨头表面。"压接"指的是植入物与骨骼接触面为粗糙表面，促使膝盖中的骨骼生长到其中，从而有机地固定植入物，见图 2 –

3 - 2。

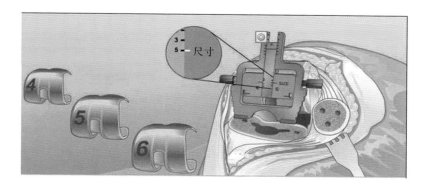

图 2 - 3 - 2　根据股骨的大小选择合适的假体

3. 植入胫骨组件

将金属胫骨植入物定位，并将它们"压接"到已处理好的骨头表面。胫骨和股骨金属部件之间植入医用级塑料垫片，以形成光滑的表面。该表面可模仿自然膝关节运动的状态。见图2 - 3 - 3。

4. 植入髌骨组件

膝盖骨（髌骨）内侧插入一个塑料纽扣。这需要重新铺设膝盖骨的内表面，以便更好地将其固定到"纽扣"上。见图2 - 3 - 4。

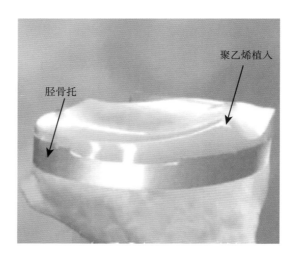

图 2 – 3 – 3 胫骨组件

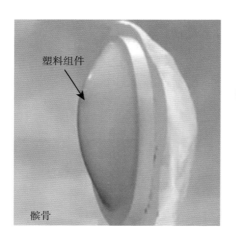
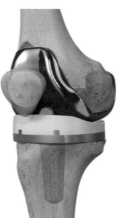

图 2 – 3 – 4 髌骨组件及植入后示意图

第三章
围手术期健康指导

第一节　手术前的护理

一、心理护理

心理疏导，告知患者及家属手术的必要性，手术方式和注意事项；介绍同种疾病以及成功病例；鼓励患者倾诉自己的想法。

二、术前评估

1. 评估患者心理状况，饮食和睡眠情况及患者对疾病的心理反应。

2. 了解患者有无全身隐匿性感染，如龋齿、中耳炎等；了解患者有无肺部感染、泌尿系感染及原发性疾病（如高血压、糖尿病）等；了解患侧肢体皮肤有无疖、痈、脚癣、静脉曲张；了解患者营养情况；了解患者是否有吸烟、喝酒、吸毒史等。

3. 了解术前准备是否完善；了解有无异常的指标；女性患

者要注意是否在月经期。

4. 了解患者用药情况，是否服用非甾体类抗炎药物及激素。

三、术前健康指导

（1）指导患者合理饮食，如类风湿关节炎患者应进食高蛋白、高维生素、易消化的饮食，以提高机体抵抗力。

（2）糖尿病患者应严格限制饮食，控制好血糖水平。

（3）鼓励多饮水，预防尿路感染。

（4）劝阻戒烟，吸烟会引起毛细血管痉挛，影响术后康复。

（5）指导术前适应性锻炼（床上大小便、深呼吸、咳痰），预防坠积性肺炎、尿潴留、便秘等发生。

（6）指导患者练习踝泵运动、股四头肌收缩锻炼等。

四、一般准备

1. 对于曾服用阿司匹林等非甾体类抗炎药物治疗的患者，应于术前 2 周停药，改用其他对血小板影响较小的药物，防止术后出血；对于应用低分子量肝素等抗凝药物治疗的患者，应于术前 24 小时停药。慢性感染、皮肤病（鼻窦炎、手足癣等）、糖尿病、心脏病、高血压等经系统的内科治疗病情已控制。

2. 术前做好各项常规检查，包括血、尿、便常规，肝肾功能，血电解质，空腹血糖，出凝血时间，心电图，胸片，以及根据内科病史所需要的特殊检查。

3. 常规术前准备，包括备皮、备血、皮试、导尿、更衣

（换病号服）等。术前遵医嘱当晚常规禁食水。

4. 围手术期用药；根据医嘱术前半小时使用抗生素 1 次；术前 1 天或术后使用抗凝药物。

五、术前康复训练

膝关节疾病的患者术前进行康复训练，可促进股四头肌和膝关节功能的恢复；还可使其预先了解并掌握功能锻炼的方法，为术后的功能锻炼做好准备。

1. 训练引体向上运动

患者仰卧位，抬臂握住骨科床（图 3 - 1 - 1）上的拉环，健侧膝部屈曲，足底撑床，利用手臂和下肢的力量使背部、臀部离开床面。嘱咐患者术后也应经常训练，预防压疮、坠积性肺炎等术后并发症的发生。

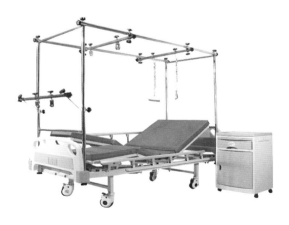

图 3 - 1 - 1 骨科功能床

2. 指导患者进行股四头肌等长收缩练习

患者取仰卧位或坐位，患膝伸直或微曲，垫枕头或毛巾置于膝下，前侧肌肉用力，大腿用力绷紧下压，一般保持5~10秒，锻炼15~20次/组，见图3-1-2。此练习主要加强大腿前侧肌群肌力，即锻炼股四头肌。

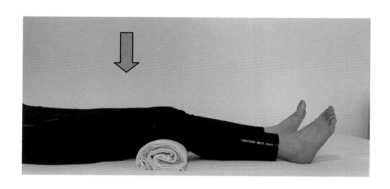

图3-1-2　股四头肌等长收缩练习

3. 指导患者进行踝练习

患者取仰卧位或侧卧位，膝关节静止不动，踝关节进行屈伸及旋转活动。见图3-1-3。

4. 指导直腿抬高及主动屈伸膝关节等功能锻炼的方法

直腿抬高运动见P42，主动屈伸膝关节运动见P140。

5. 学习使用行走辅助器具

患者在施行手术后，往往因伤口肿胀疼痛，而影响行走的学习。术前的学习有助于帮助患者更快回归独立自主的生活。其学习内容包括：

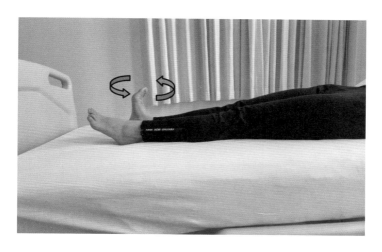

图 3 - 1 - 3　踝练习

（1）确保患者有足够的躯干及上肢肌力能使用辅助器具。

（2）指导如何使用辅助器具（如助行器、手杖）。

（3）指导正确的行走方式（如两点步、三点步、四点步行走）。

第二节　手术前 1 日的护理

一、心理护理

大多数患者为老年人，病程较长，文化水平不高，对疾病认知的缺乏，担心手术的安全、预后以及较高的手术费用，容易出现焦虑、恐惧及术前睡眠障碍等。责任护士应用和蔼可亲的态度对待患者，利用宣传资料、模型、照片及图谱，用通俗易懂的语言给患者讲解手术的方法、麻醉方式、术后注意事项，让患者有种亲切感，消除患者紧张情绪，减轻恐惧。调整患者及家属对手术的期望值，介绍同种病例康复期的患者来现身说法，以增加患者对手术的认识和信心。

二、疼痛护理

1. 抬高患肢，患肢维持在功能位或保持固定在高度略高于心脏水平 20～30cm 处。见图 3－2－1。

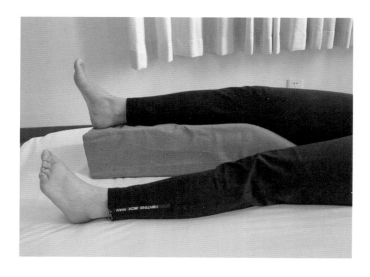

图 3－2－1　抬高患肢

2. 指导患者深呼吸，转移注意力。

3. 观察疼痛的部位、性质、程度及症状，必要时给予冷敷或遵医嘱给予止痛药。

三、消化道准备

指导患者术前 6~8 小时禁食，术前 2 小时少量饮水以防止血容量减少。高血压患者早晨 6：00 用 50ml 以内的温水送服降压药。

四、皮肤准备

协助家属帮助患者将身体清洁干净，做好口腔护理，"三短六洁"，即头发短、指甲短、胡须短；脸、头发、手足、皮肤、会阴、肛门洁。女性患者不化妆，将头发顺耳根编成两条辫子，以方便术中体位舒适、术后护理，避免造成头发打结。

五、呼吸道护理

鼓励患者在床上练习腹式呼吸、缩唇式呼吸及有效咳嗽，这样有助于增加通气量，降低呼吸频率，还可增加咳嗽咳痰能力，缓解呼吸困难症状。

具体方法：

1. 腹式呼吸法

腹式呼吸法指吸气时让腹部凸起，呼气时腹部凹入的呼吸方法。选用何种体位进行练习，应请医生根据所患疾病选择立位、坐位或者平卧位。初学者以半坐卧位练习最合适。两膝半屈（或在膝下垫一个小枕头），使腹肌放松，两手分别放在前胸和上腹部，用鼻子缓慢吸气时，膈肌松弛，放在腹部的手有向上抬起的感觉；呼气时，腹肌收缩，放在腹部的手有下降感。患者可以每天进行练习，每次 5 ~ 15 分钟，每次训练以 5 ~ 7 次为宜，逐渐养成平稳和缓慢的腹式呼吸习惯。需要注意的是，呼吸要深长而缓慢，尽量用鼻而不用口。见图 3 - 2 - 2。

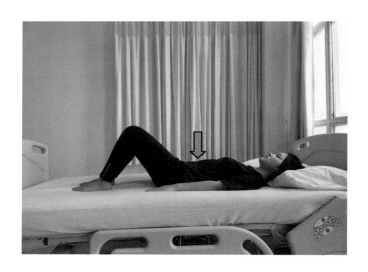

图 3 - 2 - 2　腹式呼吸

2. 缩唇呼吸法

缩唇呼吸法是以鼻吸气，缩唇呼气，即在呼气时收腹，胸部前倾，口唇缩成吹口哨状，使气体通过缩窄的口型缓缓呼出。吸气与呼气时间比为 1:2 或 1:3，要尽量做到深吸慢呼，缩唇程度以不感到费力为适度。呼吸频率以每分钟 7 ~ 8 次为宜，每天锻炼两次，每次 10 ~ 20 分钟。见图 3 - 2 - 3。

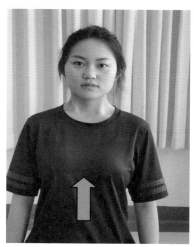

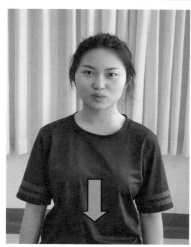

图 3 - 2 - 3　缩唇呼吸

3. 有效咳嗽

有效咳嗽可以帮助患者扩张肺部，进行有效气体交换，及时排出痰液，防止肺部感染。深吸气后屏住气，然后进行短促有力地咳嗽。

六、生活护理

1. 协助患者生活自理，满足患者日常生活护理。

2. 了解女性患者是否在经期。

3. 指导患者床上排便。

4. 训练患者床上翻身、抬臀、股四头肌等长收缩、踝泵运动。指导患者床上排便。

第三节　手术当日的护理

术毕先将患者送到复苏室，待患者麻醉清醒，且生命体征平稳的情况下，再将患者送回病房。

一、病情观察

硬膜外麻醉患者要平卧 4～6 小时，全身麻醉尚未清醒前，应将患者头偏向一侧，防止口腔内呕吐物或分泌物吸入气管引起吸入性肺炎；保持呼吸道通畅，防止舌根后坠发生窒息；注意保暖，避免意外损伤。责任护士应监测患者的生命体征（体温、脉搏、呼吸、血压），注意患者的末梢血运状况及感知状况，观察患肢肢体末梢有无麻木、疼痛及皮温、足背动脉搏动情况，如有异常及时通知医生。观察伤口有无出血的情况，保持切口敷料清洁、干燥、无污染，如有渗出应通知医生及时更换，若出血较多时，应及时报告医生，确保手术当天平稳过渡。交班时应认真观察记录并交接。

二、体位护理

手术后的疼痛会使患者不自觉地将关节微微屈曲，如果长时间保持这样的姿势，会使膝关节后侧关节囊挛缩并造成大腿后群腘绳肌的短缩，使下肢僵硬不能伸直。在行走和站立时下肢若不等长，将严重影响美观和下肢功能。因此患者卧床期间应保持正确舒适的体位，保持患侧膝关节伸直位，低髋高足，抬高患肢20°~30°（图3-3-1），可将小腿或足跟部垫起，使膝关节悬空，这样既可以防止软组织挛缩，又可以促进下腔静脉中血液、淋巴液的回流，减轻肿胀，见图3-3-2。

协助患者翻身时，嘱患者头先偏向健侧，护士一只手抓住患者肩膀，另一只手抓住患者大腿，然后让患者自己用力，给患者口令，以健侧腿为轴，辅助其向健侧翻身呈侧卧位。同时康复治疗师辅助，将患侧腿轻轻抬至健侧腿上方，在两腿间放置一个软枕，长度过脚踝，保持膝关节伸直位，见图3-3-3。健侧卧位和垫软枕的使用，可以减少对患侧的挤压，更好地保护伤口。鼓励患者咳嗽、咳痰，预防坠积性肺炎的发生；嘱患者多饮水，防止泌尿系感染。为防止压疮的产生，患者应按时改变卧床体位。

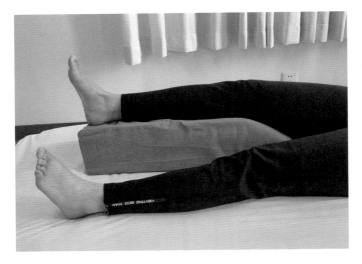

图 3 - 3 - 1　抬高患肢

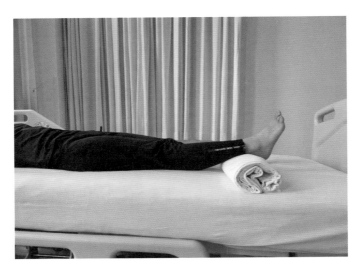

图 3 - 3 - 2　膝关节伸直位

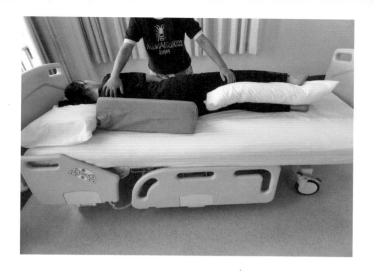

图 3 - 3 - 3　轴线翻身

三、引流管的护理

膝关节置换术后，切口中血液淤积或出血量过多均可带来很多负面影响，术后关节腔放置引流管可预防和减少关节置换术后伤口内血肿形成，降低伤口张力，减轻伤口疼痛，降低愈合不良率，减少深部感染的机会。

患者术毕回病房后，护理人员应及时观察伤口渗血及引流管是否通畅，引流液性质、量及颜色（正常情况每日引流量小于 400ml，若 24 小时引流量大于 400ml 应加强观察及处理）。

责任护士将引流管整理固定妥善，低于伤口，告知患者及家属不能自行拔管，变换体位时先固定好引流管，防止脱管。

如患者外出检查，需将引流管暂时夹闭。责任护士应及时正确倾倒引流液并正确记录引流量，通知医生。根据患者总失血量来计补液量，以防止因失血过多引起各种并发症。

四、饮食护理

患者清醒后，用温开水湿润口唇；术后 2 小时患者无恶心呕吐等，可给予少量温开水试饮；无不适者术后 4 小时进流质饮食（米汤、稀藕粉等）；6 小时后予清淡半流质饮食（面条、米糊、藕粉、蛋羹等）。次日可逐渐过渡到普食，促进康复，为增加营养，可进高蛋白、高维生素、低脂易消化食物，应注意增加粗纤维食物的摄入，防止便秘。避免进食辛辣的食物及浓咖啡等刺激性食物。

五、疼痛的护理

患者术毕返回病房后观察并评估患者的疼痛程度，控制疼痛可缓解患者痛苦，促进患者术后尽早开始训练，提高康复训练的效果；促进功能恢复，还可预防多种并发症。应规范地对患者进行疼痛评分，使用视觉模拟评分法（VAS）对患者的疼痛程度进行判定（图 3 - 3 - 4），并适当给予止痛药物。

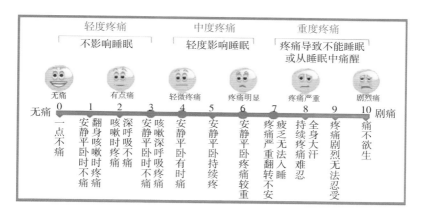

图 3 - 3 - 4　视觉模拟评分法

六、功能锻炼

术毕麻醉清醒后可进行肢体末端的关节活动锻炼。手术当天及术后第 1 天因疼痛不主张关节活动，应以肌力训练为主。术毕安返病室后，待患者麻醉恢复后，即开始踝泵运动。患者平卧位进行踝泵运动，即踝关节屈曲背伸活动，每次 10 ~ 20个，每次保持 5 秒，防止下肢血栓形成，循序渐进。

第四节　术后第一阶段
（1~3 天）的护理

一、卧位

患者平卧位，保持膝关节伸直悬空位。方法：在患者小腿至足跟处置一软枕垫高约20cm。一般于术后1~4天用此卧位，促进患肢血液回流。指导患者自己翻身，指导患者用健侧下肢勾住患侧脚踝，帮助其完成翻身动作；或指导患者先弯腰坐起，用手帮助下肢摆放好适当姿势，于两腿间放置一长度过脚踝的软枕，再完成翻身动作。

二、生命体征的监测

应用心电监护仪密切监测患者生命体征的变化，特别注意患者有无心肺功能的异常，给予氧气吸入，并注意患者意识状态、面色、皮肤黏膜的改变情况，严密观察患肢末梢血运、足趾活动，皮肤温度及足部的感觉，如有异常，及时通知医生处理。

三、引流管的护理

严密观察局部伤口渗血情况，保持（负压）引流通畅，并经常挤压引流管，使管腔内渗出物及时流出，防止关节腔积液积血。术后出血一般600~800ml，若10~12小时出血量超过1000ml应引起重视，认真分析出血原因，及时给予正确处理；术后24~48小时；引流液量<50ml后可予拔管。

四、疼痛的护理

一般首选镇痛泵持续止痛，未用镇痛泵者可肌内注射止痛药物或口服止痛药。同时做好心理护理，与患者多交流，转移其注意力，以减轻疼痛。

五、术后第一阶段（1~3天）功能锻炼

1. 术后第一阶段（1~3天）常见问题

手术后肢体会产生肿胀导致伤口处疼痛难忍，而肌肉为保护受伤区域会出现过度紧绷，同时，患者通常因为害怕肢体活动造成伤口破裂及关节不稳固，而不活动肢体，但这样反而更容易造成肌肉的萎缩及僵硬。

2. 本阶段的康复目标

（1）促进血液循环，消除肿胀，减轻疼痛。

（2）预防肌肉僵硬和萎缩及膝关节的屈曲挛缩。①膝关节屈曲至少90°；②膝关节伸展小于或等于0°。

（3）预防深静脉血栓的发生。

（4）体会肌肉收缩的感觉。

3. 具体措施

（1）踝泵运动（图3-4-1）：抬高患肢，尽可能地主动伸屈踝关节和趾间关节，开始进行股四头肌等肌肉收缩训练，20次/组，10组/日，促进血液回流，防止血栓形成。

（2）压腿练习（图3-4-2）：术后第2天患者可坐起练习按压膝关节。将腿伸直放在床上，用软垫垫于足跟处，并将双手放在膝盖上方，轻轻下压，使腿尽量伸直，每次都要维持5分钟左右，直到患者不能忍受的疼痛程度为止，这是锻炼伸直的最好方法。

（3）术后即开始直腿抬高训练（图 3 - 4 - 3）。

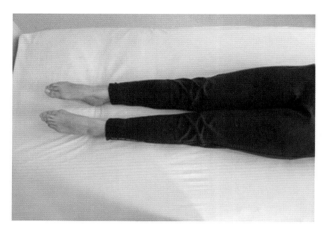

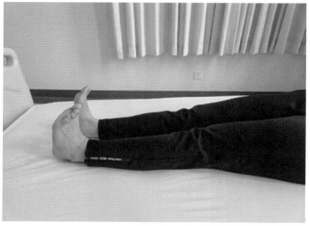

图 3 - 4 - 1　踝泵锻炼

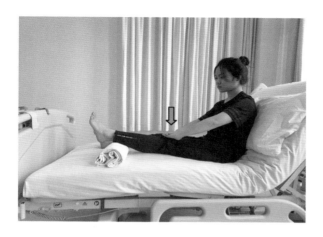

图 3 - 4 - 2　压腿练习

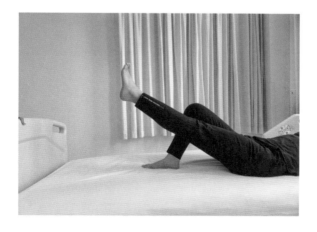

图 3 - 4 - 3　直腿抬高训练

六、患膝肿胀的护理

1. 评估肿胀

（1）重度肿胀：患肢肿胀明显，髌骨下 10cm 小腿的周径较术前增粗超过 8cm 或整个下肢弥漫肿胀，表浅静脉充盈，皮肤温度升高，颜色改变、张力大，按之深陷，下肢酸胀或疼痛十分明显。

（2）中度肿胀：患肢肿胀，髌骨下 10cm 较术前增粗 4 ~ 8cm，表浅静脉略充盈；皮肤颜色改变、有张力，按之有凹陷，下肢感觉酸胀或疼痛，出现腓肠肌压痛。

（3）轻度肿胀：患肢略肿胀，髌骨下 10cm 较术前增粗 2 ~ 4cm，皮肤基本正常，下肢酸胀，但疼痛不明显。

（4）无肿胀：患肢基本正常，髌骨下 10cm 较术前增粗小于 2cm，下肢无酸胀及疼痛等异常。

2. 控制肿胀

一般情况下，人工膝关节置换术后半个月之内，肢体都会有不同程度的水肿，这是手术创伤所致，是创伤正常的修复反应，术后 3 天水肿达到高峰，其后逐渐消退，术后 1 个月可逐渐消退。

控制水肿的方法：

（1）术后回病房即给予患膝局部间断冷敷，减轻疼痛和渗出，减轻患肢肿胀，以促进静脉回流和吸收。

（2）定时按摩患肢足及大腿，每 2 小时按摩 10 分钟，以促进血液循环，消除肿胀。对患肢及健肢进行持续测量观察比对并记录。

（3）使用下肢静脉足底泵。下肢静脉泵：使用有效的快速充气和逐渐连续压缩相结合的下肢静脉泵方法，能够明显加快静脉血管的血流速度，消除肿胀。

七、预防下肢深静脉血栓（DVT），评估血栓风险

1. 认真检查下肢水肿、静脉曲张、足背动脉搏动及足趾末梢循环等。

2. 使用药物治疗，术后不用止血药物，遵医嘱于术后第 1 天皮下注射低分子量肝素，连用 7 天，药物使用过程中注意观察凝血功能的变化，定期监测凝血指标。

3. 术后切口部位加压包扎止血，密切观察肿胀程度、肤色、温度、浅静脉充盈情况、皮肤感觉和局部加压包扎的松紧度。

4. 密切观察 DVT 有无形成。DVT 患者下肢肿胀，皮温升高，有肢体沉重感和紧张感，浅静脉充盈，足背伸直时有腓肠肌疼痛及腓肠肌压痛，下肢静脉多普勒和超声检查可确诊。

八、血肿

血肿可造成骨质愈合障碍和增加感染的机会，多出现在老年患者和术后 48 ~ 72 小时内关节活动较多的患者。较小的血肿保守治疗；血肿持续增大、皮肤张力增高、局部剧痛，须切开引流和血管结扎。

第五节　术后第二阶段
（4 ~ 14 天）的护理

一、饮食指导

术后 4 ~ 5 天开始，此阶段患肢大棉垫已拆除，伤口引流管已拔。指导患者加强营养、多进食含蛋白质、维生素丰富的食物，以及钙、铁、锌、锰等微量元素，如动物肝脏、海产品、鸡蛋、麦片等食物。增加自身抵抗力，适当控制体重，以减少对关节的负重。但谨记不要吸烟，因为吸烟影响伤口愈合和骨折愈合。

二、功能锻炼相关指导

此阶段的主要目标：鼓励患者减少卧床的时间，增加日常活动能力，并借用辅助器具进行短距离行走。

1. 本阶段的康复目标

（1）持续上阶段目标。

（2）预防直立性低血压；鼓励坐起。

（3）增加关节活动度达 0° ~ 90°。

（4）增进患肢的肌力由 Ⅱ 级逐渐至 Ⅲ 级。

（5）增加患者转位及活动的能力。

（6）在手术医生的同意下，进行患肢部分负重练习。

2. 具体措施

（1）持续上阶段的治疗措施。

（2）开始床上坐位，不可长时间卧床，避免直立性低血压的发生。

（3）针对肌肉容易紧张、无法执行良好的主动膝关节活动的患者，可持续使用持续被动活动仪，继续锻炼股四头肌、腘绳肌肌力的基础上，指导患肢行直腿抬高锻炼，患肢抬高时要尽量保持在空中的停留时间，次数由少到多，以不引起疲劳为宜。逐渐使膝关节活动度达到90°。

（4）关节活动练习：练习床边垂腿活动（图3-5-1）、坐位抱膝活动（图3-5-2）、仰卧膝关节伸直活动（图3-5-3）。

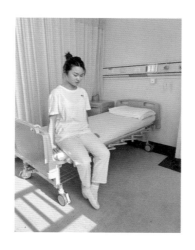

图3-5-1　床边垂腿

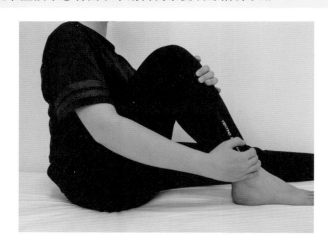

图 3 – 5 – 2 坐位抱膝

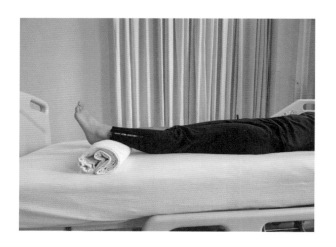

图 3 – 5 – 3 仰卧膝关节伸直

（5）推髌骨训练：可沿髌骨活动方向进行上 – 下和内 – 外

推动，每次 5 分钟，每日进行 1 ~ 2 次。

（6）肌力练习：练习小腿抗重伸膝活动、脚跟滑行活动（图 3 - 5 - 4）、坐位抗阻伸膝活动、坐位垂腿勾脚活动（图 3 - 5 - 5）。在协助下，使用助行器或扶着稳固的椅子练习站位直抬腿活动、站位侧抬腿活动及站位后抬腿活动。强度及数量应以不增加疼痛为原则，根据病情逐步增加练习项目及次数。每个动作维持 3 秒，20 个/组，2 ~ 3 组/天。

（7）负重训练：在骨科医生的同意下，执行部分负重训练；在保护下使用助行器，借助上肢的力量，在微痛范围内部分负重站立。1 ~ 2 次/日，5 分钟/次。

（8）指导患者使用助行器或双拐，在部分负重下行走。

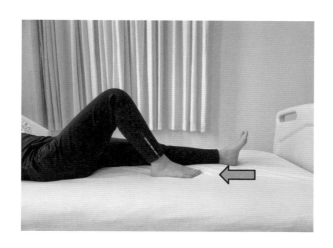

图 3 - 5 - 4　脚跟滑行活动

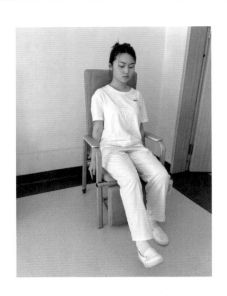

图 3 - 5 - 5　坐位垂腿勾脚活动

（9）指导患者独立上下床：指导患者从床上转移到轮椅，采用单纯人工膝关节置换术的患者，可以完成从床上到轮椅的独立转移。轮椅靠近病床，与床边成 20°～30°放置，制动后移开脚踏板，患者重心前移，近轮椅上肢支撑于轮椅扶手，健侧腿着地支撑，然后以健侧腿为轴，臀部转向轮椅，重心后移，坐下，放好脚踏板，完成从床上到轮椅的转移。

指导患者从轮椅转移到床上，嘱患者患侧靠近床，轮椅与床成 20°～30°角，制动后移开脚踏板，指导患者在轮椅上先将臀部向前移动，重心前移，患侧上肢支撑床面，健侧手以轮椅扶手支撑，健侧腿支撑，同时将臀部向床上转移，重心后移，完成从轮椅到床上的转移，见图 3 - 5 - 6。

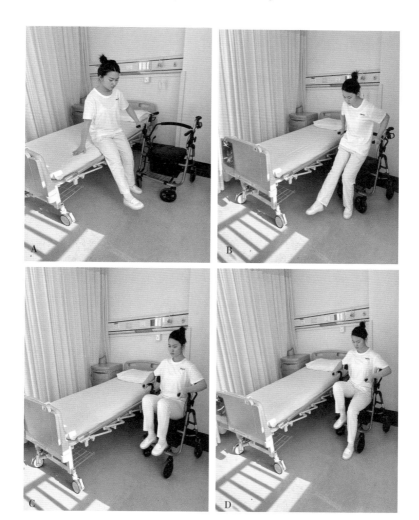

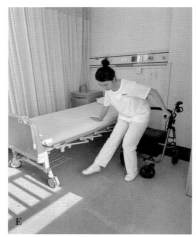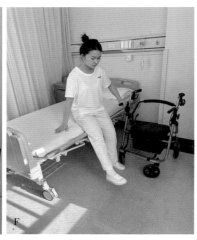

图 3 - 5 - 6　从床上转移至轮椅，从轮椅转移至床上

（10）指导患者从轮椅转移到马桶：患者驱动轮椅以 30°～40°接近马桶，制动后移开脚踏板，双上肢以轮椅扶手支撑，站起。健侧手交叉移到对侧马桶对角线的扶档上，然后健侧腿向前迈一步，健侧上、下肢同时支撑，以脚为轴先后转身，背向马桶，将患侧手移到马桶另一旁扶栏上，脱下裤子，坐下，完成从轮椅到马桶的转移，见图 3 - 5 - 7。

（11）患者早期使用马桶如何避免膝关节疼痛：由于患者早期膝关节屈曲角度不够，伤口周围组织没有完全长好，所以膝关节肿胀和疼痛无法避免，但可以采取一些方法减轻疼痛。例如，使用马桶时，将马桶垫高，或者患侧腿稍伸直，这样可以使膝关节屈曲角度减小，从而对伤口的牵拉应力减小，可以减轻疼痛。

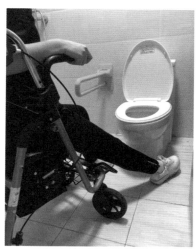

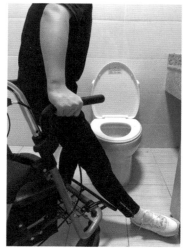
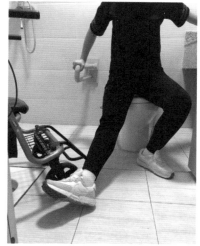

图 3 - 5 - 7 从轮椅转移到马桶

（12）指导患者从坐位转移到站立位：

①仅能部分负重的情况下：由坐位转移到站立位时，指导

患者坐位下双脚分开，双手向前扶着助行器，尽量向前伸直，身体缓慢前倾，重心前移，臀部离开椅面，并移向健侧肢体，膝关节缓慢伸直，完成从坐位到站立位的转移见图3-5-8。

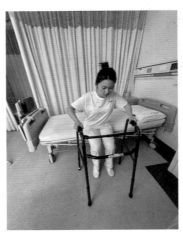

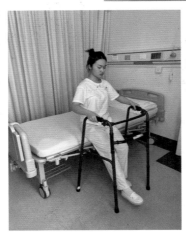
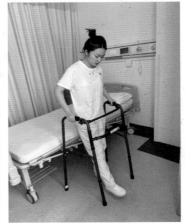

图3-5-8　从坐位转移到站立位

②可完全负重的情况下：由坐位转移到站立位时，指导患者坐位下双脚分开，双手十指的交叉紧握，尽量向前伸直，身体缓慢前倾，重心前移，臀部离开椅面，膝关节缓慢伸直，完成从坐位到站立位的转移。

（13）指导患者从站立位转移到坐位：

方法一：靠近并背对座位，患者一手扶持助行器，一手扶持椅背，患侧肢体稍向前放，缓慢屈髋，重心后移，且靠健侧，在此过程中缓慢屈膝，利用双手支撑的力量，重心下移，臀部接触座位，重心后移，完成从站立位到坐位的转移。

方法二：靠近并背对座位，患侧肢体尽量前伸，缓慢屈髋，重心后移，在此过程中缓慢屈膝，重心下移，臀部接触座位，重心后移，完成从站立位到坐位的转移。

第六节 术后第三阶段 （2～4周）的护理

此阶段的目标：继续增强患肢的关节活动度及肌肉力量，提高患肢负重能力及增加使用辅助器具的移行距离。

一、本阶段的康复目标

1. 持续改善关节活动度，主动关节活动度达 $0°～90°$。

2. 提升肌肉力量及耐力，患侧肌力达 Ⅲ～Ⅳ 级。

3. 增进患肢的柔韧度。

4. 增加患肢的负重能力及行走的平衡稳定能力。

5. 练习后继续使用冰敷治疗。

二、本阶段具体措施

1. 关节活动练习

持续上阶段的练习，并逐渐增加角度及次数，还可采用仰卧位滑墙训练（图3-6-1）。

2. 肌力练习

持续上阶段练习，在协助下开始进行卧位直抬腿活动、卧位侧抬腿（图3-6-2）肌力练习活动、卧位后抬腿活动（图3-6-3）的肌肉力量的练习及俯卧屈膝活动，并逐渐增加强度及次数，还可进行静蹲练习。

3. 高座位功率自行车练习

练习从无负荷增至轻负荷，10~15分/次，1~2次/日。

4. 伸展练习

练习后侧肌群伸展活动。

5. 平衡及负重训练

借助助行器练习左右平衡及负重训练活动、前后平衡及负重训练活动，为以后能脱离助行器或双拐做准备。

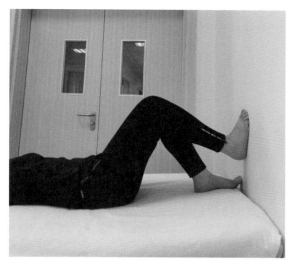

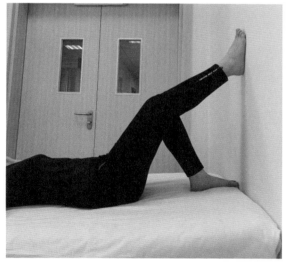

图 3 – 6 – 1 仰卧滑墙训练

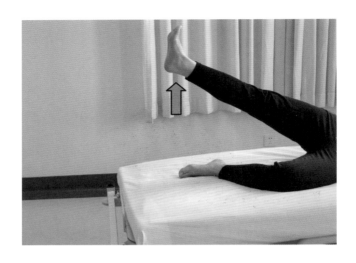

图 3 − 6 − 2 卧位侧抬腿

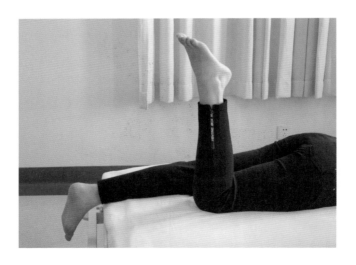

图 3 − 6 − 3 卧位后抬腿

患肢可负重 50% 以上时，可以将助行器换为双拐。每天下地行走时间逐渐增加，在不增加患肢疼痛的情况下，每 2～3 天增加 5 分钟的行走时间。不要突然增加较多时间，以免引起患肢肿胀。

6. 步态训练

持辅助器具行走时要求上身直立，双脚跨步步长接近，身体晃动少。倘若患者无法达到要求，需由康复治疗师评估影响因素，给予针对性练习方案。

第七节　术后第四阶段
（4～6 周）的护理

此阶段的主要目标如下：持续提升患肢的负重能力，并为下一阶段脱离辅助器具做准备。

一、本阶段康复目标

1. 持续改善关节活动度，主动关节活动度大于 100°。

2. 提升肌肉力量及耐力，患肢肌力达 Ⅳ～Ⅴ 级。

3. 增进患肢的柔韧度。

4. 增加患侧的负重能力及行走的平衡稳定能力。

5. 进行上下楼梯练习活动。

6. 练习后继续使用冰敷治疗。

二、具体实施措施

1. 持续上阶段的肌力练习，可增加踮脚尖训练活动及静蹲训练活动。

2. 持续上阶段的关节活动练习。

3. 功率自行车练习，可根据患者状态，在不疼痛的前提下降低座椅，由轻负荷增至中负荷，10 ~ 30 分钟/次，1 ~ 2 次/日。

4. 上、下楼梯练习活动。从 10cm 高的台阶开始，逐渐加高台阶高度。如果存在摇摆步态或疼痛，则避免上下楼梯训练。患肢恢复足够肌力或良好控制时，才能在爬楼梯时双腿交替。

当患侧肢体能承受身体 50% 重量时，则可考虑使用拐杖行走（图 3 – 7 – 1）。

5. 平衡及负重训练

持续上阶段的活动，并可增加患肢踩球训练活动。

6. 步态训练

同上阶段。

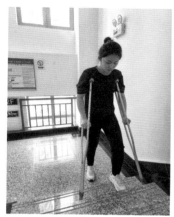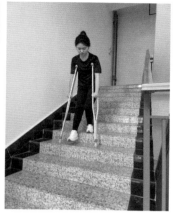

图 3 - 7 - 1　上、下楼梯练习活动

第八节　术后第五阶段
（6 ~ 12 周）的护理

此阶段的主要目标如下：使患者脱离辅助器具行走，并能执行功能性活动，如上、下楼梯和下蹲等，并强调平衡及协调能力。

一、本阶段康复目标

1. 主动关节活动度可达 115°，须注意假体的屈曲限值。

2. 增加下肢肌肉力量及耐力，肌力达 V 级。

3. 达到在无辅助器具情况下，在室外独立行走 10 ~ 20 分钟。

4. 脱离辅助器具，行走步态渐趋正常。

5. 增加关节的稳定性及身体的平衡和协调性。

二、具体措施

1. 关节活动练习及伸展练习

持续上阶段的练习，并逐渐增加角度及次数。

2. 肌力及耐力练习

持续上阶段练习，并逐渐增加强度及次数，在保护下进行全蹲训练活动。

3. 上、下楼梯练习

进行上、下楼梯练习活动。

4. 平衡训练

可增加平衡板训练活动、弹力带训练活动。

第九节　术后第六阶段
（12 周之后）的护理

当术后到 12 周时，康复目标以回归社会或可从事体育休闲活动为主。此时，应根据个人的需求设计个性化和有针对性的康复计划及活动。一般而言，回归社会的功能性活动包括长距离行走，从坐到站，持续将物品抬起放下，推拉重物，半蹲、跪蹲等。从事体育休闲活动，则根据不同的体育活动项目，着重于不同的动作协调训练。

一、本阶段康复目标

1. 增加膝关节控制能力及肢体离心收缩能力。

2. 增进心肺适应能力。

3. 增进功能性活动能力。例如：在无辅助器具情况下，能较长距离独立行走；具备上、下台阶 15～20cm 高度的能力。

4. 步态接近正常。

二、具体措施

1. 肌力及耐力练习

同上阶段，根据需要增加难度。

2. 平衡训练

同上阶段，根据需要增加难度。

3. 心肺适应能力训练

建议可骑乘功率自行车，中负荷，每天 3 次，30 分钟/次。

4. 功能性活动训练

根据康复治疗师的评估，给予针对性的治疗活动。

5. 步态训练

持单拐或无辅助器具行走时，要求上身直立，双脚跨步幅度接近，身体晃动少。倘若患者无法达到上述要求，需由康复治疗师评估影响因素给予针对性的练习方案。如果存在摇摆步态，则避免在无辅助器具情况下独立行走，以免形成异常步态，增加纠正难度。

三、注意事项

1. 所有的活动，在术后第一次执行时，都须控制时间，避免一开始时间过长，应根据自身状况，逐步、逐次地增加时间及难度，并且避免在疼痛时进行。

2. 不论是回归社会或是从事体育休闲活动，都需要足够的平衡能力、肌力、耐力。因此，持续地甚至更进一步地进行康复相关的肌力训练、平衡及本体感觉训练是十分必要的。

3. 日常生活活动完全自理。

第十节　潜在风险

一、伤口愈合不良

伤口愈合不良包括伤口边缘坏死、皮肤坏死、皮肤糜烂、窦道形成、切口裂开、血肿形成，这种并发症的发生率为2% ~ 37%。

1. 原因

（1）周身因素：患者服用激素，患有糖尿病等导致皮肤营养不良的高危因素。

（2）手术局部因素：包括选择切口不当，皮下潜行剥离过多等。

2. 处理

一旦发生伤口愈合不良迹象，应及时处理。方法：

（1）血肿较小时可保守治疗，较大的予以清除。

（2）切除伤口坏死的边缘，坏死皮肤、窦道，彻底清创闭合伤口。创面较大，直接闭合困难者可行植皮，用皮瓣、筋膜皮瓣和肌皮瓣转位覆盖。

3. 预防

（1）应做膝前正中切口或轻度弧形切口，对原手术切口尽可能沿用。

（2）手术操作尽量少作皮下潜行剥离，减少外侧髌骨支持带松解。

（3）切口关闭前应彻底止血，防止血肿形成。

（4）闭合伤口时，膝关节应屈曲35°，以减少膝关节伸直时伤口边缘的张力。

（5）皮肤条件较差者应延迟功能锻炼时间，放慢康复进度。

二、骨折

全膝关节置换术后骨折可发生在髌骨、胫骨干、股骨干、股骨髁或胫骨髁。

（一）髌骨骨折

髌骨骨折的发生率为 0.1% ~ 8.5%。

1. 原因

（1）髌骨假体安置位置不当、力线不正或有半脱位均可增加股四头肌张力和髌骨压力。

（2）髌骨截骨层切除过多，处理后的髌骨太薄，不足13mm。

（3）髌骨血供破坏，在软组织松解的过程中，误伤髌上外动脉可造成髌骨坏死或骨折。

（4）膝部外伤，过度屈曲等使髌骨损伤。

2. 处理

髌骨骨折可分为上下极骨折、内外缘骨折、横断性骨折及水平剪切骨折4种，各种骨折的治疗方法是：

（1）髌骨上下极骨折：未累及伸膝装置者，伸膝固定4周，反之则切开复位内固定，修复伸膝装置。

（2）髌骨内外缘骨折：无移位或轻度移位者，伸膝固定4周，移位较大者，切除骨折片，松解侧方支持带。

（3）髌骨中段横形骨折：如骨折不涉及骨－骨水泥界面，骨折无明显移位，伸膝位固定4~6周；对髌骨假体松动，或有膝痛，伸膝功能障碍1年以上者，需行软组织松解，部分髌骨切除及伸膝装置修复等手术。

（4）水平剪切髌骨骨折：常引起残存骨质破坏，影响髌骨位置的固定，可行部分髌骨切除术，用筋膜修复缺损部位。

3. 预防

（1）在缝合关节囊前，检查膝关节在伸屈过程中髌骨关节的稳定性，如有髌骨不稳，有半脱位、脱位倾向，应行髌骨外侧支持带松解术。

（2）关节明显不稳者，应选用转性假体。

（3）术后体疗不能操之过急，以免引起伸膝装置受力过大、关节积血、缝线断裂等。

（二）胫骨干、股骨干及股骨髁骨折

胫骨干、股骨干及股骨髁骨折的发生率在 0.3% ~ 2.5%，多发生在术后 3 年左右。

1. 原因

（1）手术操作不当，影响骨质的坚固性。

（2）术后关节僵硬，暴力手法按摩。

（3）神经源性疾病所致膝关节不稳。

（4）假体的类型不同，骨折发生在应力集中的不同部位。

2. 处理

（1）保守治疗：适用骨折无移位或轻度移位但能用手法复位并保持稳定者；行骨牵引或石膏外固定制动 3 ~ 4 个月。

（2）保守治疗失败者或骨折伴假体松动者，应切开复位内固定。根据骨折的部位、骨折类型不同，可供选择的方法有钢板固定、髓内针固定或特定假体再置换。

3. 预防

（1）手术操作轻柔准确，术中不能用暴力，以免术中骨折；尽量保留骨皮质，保留骨质的坚固性。

（2）假体选择大小得当，安装位置无误可减少局部应力遮挡。

（3）术后关节有纤维粘连，进行手法按摩时，勿用暴力。

三、下肢深静脉血栓形成

深静脉血栓（DVT）是人工膝关节置换术后严重的并发症之一。

1. 原因

下肢深静脉血栓形成的因素：

（1）静脉血流滞缓。血流速度减慢后，血液中的细胞成分停滞在血管壁上，最终形成血栓。术前卧床，术中患者制动，麻醉后周围静脉舒张，术后卧床，石膏制动和膝下衬垫等均可使下肢深静脉血流减慢。

（2）静脉壁损伤。拉钩对静脉的挫伤、撕裂伤及术中过多地使用电烧，特别是电烧尖端接触拉钩，使血管壁烧伤而破坏，诱发深静脉血栓。

（3）血液高凝状态。大手术本身，某些周身疾病，失血过多或输血量过多均可引起血液高凝状态，进而引起深静脉血栓。

大部分发生在术后 1～24 天，先发生在小腿静脉丛，逐渐向上发展。绝大多数患者症状较轻，当患者单纯感到不适，小腿部有模糊的痛感或不适，或后期有低热时应怀疑 DVT 的发生，并进行必要的辅助监测：

（1）静脉造影，具有较高的敏感性和特异性，但静脉造影是一种有创检查，会增加患者的痛苦，可出现一些并发症，不宜作为常规检查。

（2）多普勒超声检查，是一种简便有效的无创伤性检查，简便易行，对大静脉血栓形成有特殊意义，但没有静脉造影敏感。

2. 处理

（1）抬高患肢，卧床休息 10 天左右。

（2）抗凝治疗，常用抗凝药物为肝素和华法林，用法是先静脉给予肝素 100~150U/kg，然后给予维持量 10~15U/（kg·h），使部分凝血酶原时间（APTT）控制在正常值 2~2.5 倍以下水平。如果血栓不再扩延，改用华法林持续 3~6 个月。

（3）溶栓治疗，常用药物有链激酶和尿激酶，疗效不肯定，可引起伤口出血。

（4）静脉血栓取出术，适用于范围局限，病期在 48 小时以内的原发性髂-股静脉血栓。

（5）下腔静脉网成形术，该手术可预防致命性肺栓塞的发生。适用于 DVT 患者由于某些原因不能采用保守治疗，通过药物治疗无效，不能控制血栓蔓延，下肢深静脉血栓已扩展到下腔静脉并发生肺栓塞，小型肺栓塞反复发作者。

（6）辅助方法，长期服用丹参、阿司匹林等。

3. 预防

（1）术后早期抬高小腿，鼓励患者做踝、膝关节屈伸活动，尽早下地，使用抗栓塞的袜子或弹力绷带，压迫下肢浅静脉，使用下肢足底静脉泵。

（2）对高危患者尽可能采用硬膜外麻醉，有使下肢血管舒张，增加血流的作用。

（3）药物预防，可用的药物有低分子右旋糖酐、华法林、低分子量肝素等。

四、假体松动

全膝关节置换术后无菌性假体松动的发生率为3%～5%。

1. 原因

（1）假体设计不符合生物力学要求。

（2）膝关节两侧支持带不平衡及假体安装位置不当，偏心，不能使胫骨两平台均匀受力。

（3）手术部位骨质不佳，有疏松缺损。

（4）骨断接骨过多，未保留坚强的皮质下骨。

（5）假体固定不符合要求。

（6）术后膝关节剧烈活动，假体承受应力过度，假体松动的临床表现主要是负重时疼痛，X线显示在假体周围有＞2mm并进行性增宽的X线透明带。核素显示假体周围有核素的密集现象。

2. 处理

（1）症状较轻者，保守治疗，减少剧烈活动。

（2）对症状严重，X线显示假体周围的X线透明带增宽进展较快者尽早进行返修术。

3. 预防

（1）提高手术操作的准确性，使肢体负重力线恢复正常，假体的选择及置入固定应符合要求。

（2）术后应有保护性的活动，避免假体承受过度的应力。

五、关节僵硬

全膝关节置换术后关节僵硬，包含关节伸屈范围不能达到的正常范围，或虽能达到 90° – 0° – 10° 的范围，但不能完成某些日常生活动作。

1. 原因

（1）假体选择不当，假体安装位置有误，关节周围软组织松解不够或松弛。

（2）髌骨关节有问题。

（3）术后疼痛、感染、下肢肿胀影响关节活动康复。

（4）假体碎骨引起的滑膜炎等。

（5）对疼痛耐受性差，康复训练不佳。

2. 处理

（1）全面检查，弄清关节僵硬的原因，重点观察是否存在关节肿胀、渗出、皮温升高等感染迹象，如有应做相应处理。

（2）X 线检查，了解假体位置、大小、髌骨关节对合点是否有不当，如无，对非感染性的早期关节僵硬可行按摩、理疗。

（3）对有明显假体位置不当者，或对保守治疗关节活动仍

不满意者，可进行返修术。

3. 预防

（1）对挛缩的软组织进行充分松解。

（2）截骨要充分。

（3）选择合适的假体。

（4）假体植入位置要正确。

（5）术后早期进行膝关节康复锻炼，2周内伸屈范围应超过 0°～90°，否则要在麻醉下实施手法按摩。

六、感染

膝关节置换术后感染是一种严重的并发症，表现为疼痛、关节活动障碍，有时需再次手术，松解假体和骨水泥，重行关节置换术，严重者需截肢。

1. 原因

（1）周身情况：肥胖、糖尿病、类风湿关节炎及长期应用激素和抗凝制剂。

（2）局部因素：患者已做过手术，血运差，皮肤坏死等。

（3）手术侧膝部的原发病。

（4）手术操作时间长，表浅组织剥离多，止血不彻底，术后血肿形成。

2. 处理

通过以上检查，可鉴别感染与非感染性假体松动，对于治疗方案的确定十分重要。对于无菌性假体松动，可行假体一期再置换，而对于感染性松动处理较复杂，分为以下两种情况。

（1）保留假体的治疗方法：适用于病情严重，无法耐受再次大手术者，3周内的革兰阳性菌感染且细菌对抗生素敏感，假体未松动，在感染48小时内得到及时治疗者。方法为静脉途径使用大量有效的抗生素，肢体制动，清创引流，关节腔抗生素持续灌洗。这种方法的不足是成功率只有6%~23%，长期使用抗生素势必产生毒副作用。

（2）清除假体的治疗方法：适用于感染症状严重，感染时间超过2周且未得到早期有效治疗或保守治疗效果不明显者。治疗要点是全身使用足量敏感抗生素，取出假体、骨水泥等异物，彻底清创再根据局部情况施行关节切除成形术、融合术和截肢术等。

3. 预防

人工关节置换术后感染来源于伤口细菌、手术过程中的污染或是其他部位的感染灶通过血源扩散所致。虽然原因不同，但与其他感染一样具备三个条件：感染源、有利于细菌的繁殖环境以及全身或局部机体抵抗力的下降，所以在预防上应针对这几个方面。

第十一节　出院后的护理

一、饮食指导

1. 避免油腻的食物。因为脂肪会堆积，造成伤口不易愈合，对细菌抵抗力减弱。

2. 增加蛋白质的摄入，富含蛋白质的食物包括鱼肉、豆类、蛋类、奶类，可以帮助伤口愈合，增加体力。

3. 适当控制体重的增加，以减少对关节的负重。但谨记不要吸烟，因为吸烟影响伤口愈合和骨折愈合。

4. 适量的蔬菜水果。因为蔬菜水果中含有丰富的维生素，矿物质可以帮助伤口愈合。

5. 不要吃容易胀气的食物，如豆类、洋葱。

二、日常生活指导

1. 穿脱衣裤

患者穿衣服不受影响。穿裤子时，可选择宽松的裤子，先穿患肢，后穿健肢；脱裤子时，先脱健肢，后脱患肢。

2. 穿脱鞋袜

穿鞋袜时早期不能亲自穿脱的需请他人帮忙。术后可自行穿脱的应该选择不系带的、防滑平跟松紧鞋，不宜穿高跟鞋或鞋底过滑的拖鞋。

3. 沐浴指导

伤口愈合后可进行淋浴。在恢复期间，建议在搀扶下进行。不要在浴盆内洗澡，不能站立淋浴，可坐一个高凳子淋浴，喷头为一个可移动的手持喷头，并准备一个长柄的沐浴海绵，以便能接触到下肢和足部。

三、功能锻炼

根据时间线参照每个阶段的目标和具体措施完成。

第四章

康复指导

第一节 体育活动指导

术后 1~2 天开始进行直腿抬高训练，股四头肌收缩放松训练，膝关节伸直与屈曲训练，之后进行转移体位训练，促进早期功能恢复。出院后需要强化前期锻炼结果，逐渐恢复体育活动如行走、慢跑、游泳等运动。游泳是对所有关节损伤最小的运动，需要膝盖自然弯曲，游泳时注意腿部不要刻意用力。慢性康复很重要，但要注意保养，防止发生并发症。康复训练既可以增加活动能力及日常生活功能，也可以减少术后并发症。

手术后在运动时要注意运动强度，运动持续时间不要太长，每次半个小时到一个小时就可以了。运动前一定要注意做好热身活动。体重基数较大的患者要注意适当减肥，并且要选择对膝关节损伤小的运动，比如使用健身房的椭圆机运动或者是进行水球平衡训练、游泳运动。

总之，膝关节置换手术后是可以正常运动的，恢复运动期间要注意保护膝关节，佩戴好护具，不要做剧烈运动。运动时也要注意运动的强度不可以太大，不然不利于保养膝关节。

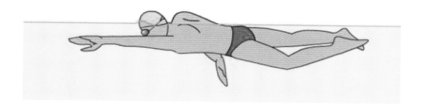

图 4 - 1 - 1 游泳

第二节 日常活动注意事项

一、卧位注意事项

术后平卧位，抬高患肢，在患者的脚踝、小腿部放置垫枕，禁止在膝关节下方放置；保持膝关节屈曲 20° ~ 30°，以减少对神经的压迫和牵拉。向健侧翻身或侧卧：应患肢在上，两腿间放一个长度超过小腿的枕头，手术后 3 个月内最好不要朝患肢侧躺。使用踝足支架，保持踝关节中立位，防止足下垂，经常进行踝关节的锻炼，防止继发性马蹄内翻足。

二、术后切口的护理

如果出院时没有拆线，需要注意保持手术切口敷料清洁，渗湿或者被污染时，需要及时返回医院进行换药。一般来说，术后 3~4 周内出现手术切口有紧张感、麻木是正常表现，无需过度担心，这种症状将随时间推移逐渐减退。

三、如何促进消肿

膝关节术后患肢常常出现轻度肿胀，可以通过抬高患肢促进肿胀消退：平躺时用枕头将患肢垫高超过心脏水平，保证整条腿从髋部至足跟都有足够的支撑，不留空隙，然后放松整个下肢，不需要刻意用力地保持患肢抬高。以上练习每天进行 2 次，每次持续 30 分钟。

四、如何开始活动

1. 早期活动有助于避免关节僵硬和疼痛。

2. 一般建议拔除引流管后即可开始坐起到床边尝试站立。

3. 一般情况，患者需要借助助行器行走约 6~8 周。

4. 术后早期活动可能会出现膝部及手术切口的疼痛，但不要过度担心，在医生指导下可以大胆进行康复锻炼，这样才会获得满意的术后效果。

五、术后活动注意事项

1. 不要让膝关节保持同一个姿势的时间过长，否则会导致膝关节僵硬。

2. 避免膝关节过度的屈曲和伸直的动作，例如盘腿、跪地或坐在矮的凳子或沙发上。

3. 避免过多的上下楼梯，尽量使用电梯。

4. 避免搬提重物，或者推拉重物，以免关节承受过大负荷。

5. 减少膝关节的旋转活动，在日常活动中，步幅不宜太大，转身时先通过脚步移动转身。

六、洗澡注意事项

膝关节置换术后需要时间恢复，建议 3 个月内不要在浴缸内洗澡，浴室需安装扶手及做好防滑措施。

七、性生活注意事项

经过系统的康复训练，术后 3 个月便可开始尝试性生活，但要避免可能导致关节过度屈曲的体位。

八、安保检查注意事项

通过机场安检时，体内的膝关节假体会引起安全警报，一般情况向安检人员说明情况即可，必要时可出具医生的相关诊断证明。

九、坐位注意事项

坐位时保持双下肢同肩宽，双足向后移至可达到的最大屈膝范围，固定双足；坐位时应从高座椅逐渐过渡到普通高度座椅。不宜长时间坐，不能盘腿，不能跪坐，避免坐在低软的沙发或躺椅上。

十、站立注意事项

站立时重心在健侧下肢，双足保持间距，距离不低于肩宽，避免扭曲膝关节，应该先移动脚，再转身；患肢根据个体差异选择不负重或部分负重，以后重心逐渐向患肢过渡。

十一、行走注意事项

使用助行器行走时，按照助步器→患肢→健肢顺序，双目平视前方，臀部不要翘起；扶双拐行走时将身体重量放在双手，而不是腋下，按照拐杖→患肢→健肢顺序，弃拐后外出时使用手杖，一方面可自我保护，另一方面也向周围人群做出暗示，防止意外发生，防止跌倒，行走时不可急停或骤然转身。

十二、需长期注意的问题

1. 出现不适，及时就医

身体出现感染如肺部感染时，应及时就诊，以免扩散至膝关节。在进行一些牙科的诊疗操作时，需告知牙科医生，进行必要的预防感染措施。

2. 防止假体松动

避免不良的姿势和过度的负重活动可延长假体寿命，避免假体松动。

3. 避免摔倒

（1）避免在不好的天气外出，避免在湿滑的路面上行走。

（2）家里的过道保持整齐，避免有障碍物。

（3）床边安装电灯开关，夜间起床需保证照明。

（4）穿防滑鞋，卫生间铺防滑垫。

第三节　家庭、职业康复指导

一、康复训练牢记"三多一少"

膝关节置换术出院后的三个月内，是康复训练的黄金期，牢记"三多一少"，即：多抬腿、多压腿、多弯腿、少走路。

1. 抬腿

平躺在床上，腿伸直，勾住脚。大腿抬至与床呈45°~60°（或脚离床40~50cm），坚持10秒钟左右，然后慢慢放下。每次抬3~4次，每天做10~15次，做完一次后隔半小时到一小时左右再做下一次。

2. 压腿

如果腿不能完全伸直，可用5~8kg重的沙袋或米袋压腿，每次压10~15分钟，每天4~5次。

3. 弯腿

在椅子上坐直，向后弯腿。弯到脚尖和椅子腿相平即合格，此时膝关节屈曲约120°。若弯的角度不够，可由别人帮忙。

4. 俯卧弯腿

俯卧，弯腿，弯到最大时保持 5～10 秒。每次做 10 个，每天做 3～4 次。

5. 上下楼梯

上下楼一般在术后 2～3 周开始。上楼梯时，扶住楼梯扶手，先将健侧腿迈上台阶之后，再将术侧腿迈上台阶，一次只上一个台阶。起初不适应时最好有人在旁保护和帮忙。下楼梯时，扶住楼梯扶手，再将术侧腿迈下台阶最后将健侧腿迈下，一次只下一个台阶。

二、家庭锻炼注意事项

1. 回家后，继续留意您的膝关节运动是否有改善，继续接受专业系统的康复训练（包括膝关节弯曲、伸直及肌肉力量等）。

（1）评估膝关节弯曲（屈曲）程度：坐在椅子上，身体重量均匀地分布在两个臀部，背部靠在椅子上，将脚跟滑到座位下面，弯曲您的手术膝盖。如果您在手术后 2 周不能弯曲超过位置 2，请及时就医。见图 4 - 3 - 4。

（2）评估您的膝关节伸直（伸展）程度：向下压大腿，使膝盖向床面靠近，使大腿伸直，确保脚趾指向天花板。如果您在手术后 2 周还不能将膝关节伸直到 A 位以上，请及时就医。见图 4 - 3 - 5。

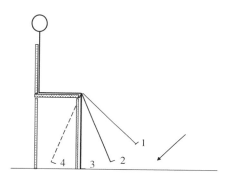

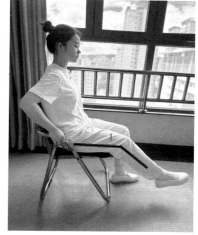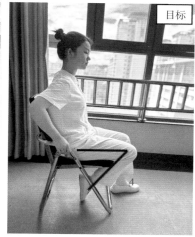

图 4 - 3 - 4　膝弯曲程度

2. 控制体重，避免骨质疏松。

3. 拔牙、感冒或其他疾病时，须告诉医生曾换人工膝关节，以便给抗生素，预防感染。

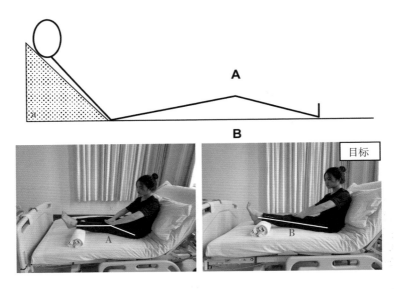

图 4 - 3 - 5 膝关节伸直程度

4. 出院后需要强化前期锻炼结果，逐渐恢复体育活动，如行走、慢跑、游泳等运动，慢性康复很重要，注意保养，防止发生并发症。康复训练既可以增加活动能力及日常生活功能，也可以减少术后并发症。

5. 6 个月后可游泳、散步及其他温和性运动，但避免跳跃、蹲下、赛跑、网球、篮球等剧烈运动。

6. 如果是坐办公室工作，术后 8 ~ 12 周可以上班，如果一侧（单踝）膝关节置换，此时可以开车、乘坐公交车上班。

第五章

人工膝关节置换术后健康指导

第一节　一般知识

一、人工膝关节置换术后患者复诊时间指导

1. 人工膝关节置换术后 3 个月内建议每个月复查一次，术后半年及术后每年复查一次。

2. 第 1 次复诊时，重点检查切口愈合情况、关节及下肢水肿现象、关节活动度及步态、下肢力量及协调情况等。

3. 第 2 次复诊时，绝大多数患者恢复较好，要检查患者是否有恢复延迟现象。术后 3 个月会是一个"坎"，经过前 3 个月的康复适应，患者多数已经有足够的能力掌控新关节。个别恢复延迟的患者，在第二次复诊后，只要坚持锻炼，仍然有很大的康复空间。

4. 第 3 次复诊为术后半年，关节功能恢复已经接近最大化，一般不需要再给患者过多的医嘱，患者也已经有足够的信心和能力掌控自己的身体。

5. 第 4 次复诊为术后 1 年。

二、人工膝关节置换术后患者复诊如何检查

复诊时，首先要拍 X 线片，查看患者假体位置和假体周围是否正常，是否已经得到很好的治疗。另外抽血化验，化验的主要目的是排除患者是否有感染的可能性。如果患者恢复不好，再做 CT 或者 MRI 检查。

三、人工膝关节置换术后患者康复治疗

1. 安全活动指导与健康教育。

2. 物理因子治疗。

3. 肌力训练。

4. 关节活动度训练。

5. 转移能力训练。

6. 下肢负重训练。

7. 步行训练，包括助行器选择与使用训练。

第二节　饮食指导

一、术后饮食指导

膝关节置换手术过程中一般都有出血或组织液渗出，术后常常出现贫血或低蛋白血症。另外，疼痛、创伤及手术中的刺

激会增加营养物质的消耗，这些均可导致营养缺乏和抵抗力下降。在这种情况下，如果患者长时间得不到合理的营养供给，就会出现营养不良，导致术后并发症，影响术口愈合。很多患者在术后也经常会问："做完手术有什么忌口的吗？""有什么不可以吃的吗？""手术后有什么要补补的吗？"因此，加强营养支持对于骨科术后伤口愈合、体质恢复具有非常重要的作用。那么，患者术后家属应该提供什么样的餐食来帮助患者更快更好地恢复呢？吃什么好，该忌口什么？

很多人都被长辈们告知过，有病有伤不能吃"发物"，印象中就觉得手术后不该吃各种肉类、海鲜，甚至鸡蛋、牛奶也不敢碰。其实"发物"是祖国传统医学特有的一个概念，特指那些容易诱发某些旧病或加重现有疾病的食物，有别于祖国传统医学的理论体系，西医的饮食理论中其实并不存在老百姓所担心的"发物"，而是讲究饮食的合理与营养搭配。那么我们来详细地聊聊。

多数情况下做完膝关节手术后考虑到手术伤口的愈合需要，所以建议大家吃高蛋白的食物。疫情防控期间相信大家都听过张文宏教授的饮食建议：高蛋白饮食有利于增强身体的免疫力，而免疫力对术后身体的恢复也是同样重要的。这里尤其要提醒那些平素喜欢或者维持素食饮食的朋友们，手术后如果只吃素食，对伤口的愈合恢复是不太有利的。尤其应该多补充精瘦肉、鸡蛋、牛奶这些提供高蛋白的食物。对于鱼虾海鲜类食品，这些百姓们认为是"发物"的东西，其实也属于高蛋白食物，对于伤口愈合实际是有利的，西医中并不排斥，也可以适量进食。

1. 进食时间

手术通常采用腰麻、硬膜外麻醉、腰硬联合麻醉或全麻这几种麻醉方式。术后过早进食可引起腹胀、呕吐等并发症，但进食过迟也是有害无益的，因为这样不但使术后创伤得不到足够营养及时修复，而且口渴、饥饿等会折磨患者，所以了解术后的进食时间是很有必要的。

术后返回病房应暂时禁饮禁食，护士会根据患者具体情况通知进食时间。一般 2～3 小时后若未出现恶心、呕吐等胃肠道反应，便可先饮用少量温开水。从手术台下来，患者体内含有麻醉剂和药物，某些药物可能导致脱水，因此补充水分很重要，患者喝水越多，麻醉剂就能更快地排出体外，另外麻醉剂和一些止痛药可能会引起便秘，水可以缓解手术后可能出现的便秘。在补水时，不建议饮用纯净水或者蒸馏水，这类水缺乏电解质，会破坏体内电解质的平衡，另外患者在手术前后容易出汗，体内的电解质也需要补充。可以进饮功能性饮料，饮水后无呛咳、恶心、呕吐等不良反应，可进清流质饮食，如米汤、少油瘦肉、藕粉、果汁、蛋花汤、稀粥等。采取全麻的患者术后进食时间可能会稍有延长，具体时间护士根据患者情况评估。

2. 补充蛋白质

充足的蛋白质可以帮助人体更快地恢复肌肉力量，促进伤口愈合，提高免疫力。骨科术后患者要重视优质蛋白质的摄入，如乳类、蛋类、瘦肉、鱼类等食物都富含优质蛋白质。见图 5 -

2 - 1。

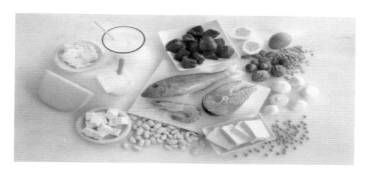

图 5 - 2 - 1　补充蛋白质

这里提醒大家的是，如果您是乳糖不耐受者，喝完牛奶会不舒服，那不用在术后勉强自己喝牛奶，可以喝酸奶代替牛奶，但要注意选择碳水化合物低于 12g/100g 的酸奶。

3. 增加水果、蔬菜、五谷杂粮摄入

见图 5 - 2 - 2。

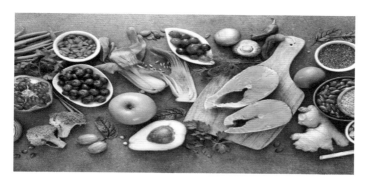

图 5 - 2 - 2　增加水果、蔬菜、五谷杂粮摄入

（1）补充膳食纤维：骨科术后，很多患者，尤其是老龄患者需要较长时间卧床休息，在此期间不能充分活动，肠道蠕动会减慢，引起便秘。进食新鲜蔬菜水果、五谷杂粮可补充膳食纤维。补充膳食纤维可促进肠蠕动，降低食物在消化道通过的时间，增加粪便量，保持大便通畅，促进结肠发酵作用，还能降低血总胆固醇和/或低密度脂蛋白、胆固醇水平以及降低餐后血糖和/或胰岛素水平。

（2）补充维生素：维生素虽不提供能量，也不是构成人体组织的成分，但承担着重要的代谢功能，它们大部分不能在体内合成，或合成的量不能完全满足人体需要，一定要从膳食中获得。人体对维生素的需要量虽很少，但如果缺乏到一定程度，就会出现相应的症状。

维生素 A 有维持上皮细胞健康的作用，有利于伤口愈合，主要存在于鱼油、胡萝卜、西红柿、深绿色蔬菜等食物中。B 族维生素与碳水化合物的代谢密切相关，对伤口愈合有支持作用，富含 B 族维生素的食物包括小米、大豆、花生、猪肝及根茎类蔬菜。维生素 C 是组成胶原蛋白的材料，这是伤口愈合所必需的，主要存在于各类蔬菜、水果中，如菠菜、青菜、红薯、草莓、甜柿子、柠檬、橙子、猕猴桃、红枣、柚子等。维生素 E 与维生素 C 相辅相成，可增强作用，含维生素 E 的食物有谷类、蛋黄、乳制品、绿叶蔬菜等。维生素 D 能促进钙、磷的吸收，有利于骨伤的愈合，存在于动物肝脏、蛋黄、奶酪等食物中。因此，术后各种维生素的需要量都应高于平常，可从蔬菜、水果中摄取。一般建议每日蔬菜的摄入量不少于500g，水果摄入量在200g左右为宜。尤其需要注意的是，有些维生素不易从食物中获取，必要时可服用药物补充。

（3）帮助消化：水果中的柠檬酸、苹果酸等可刺激消化液的分泌、帮助食物的消化。

4. 补充液体

术后需要适当补充液体，一般每日不低于2000~3000ml，包括各种汤类和奶制品，既可补充液体，又可以提供丰富的营养，促进伤口愈合。

5. 多食含钙质丰富的食物

钙是人体含量最丰富的矿物质。成年人全身有1.2kg钙，占体重的2%，钙和磷形成的羟磷灰石是骨矿物质的主要成分，这些无机成分使骨骼具有很大的力学强度。钙是心肌收缩、神经冲动传导所必需的物质，又是凝血辅助因子。当钙摄入不足时，血钙浓度下降，刺激甲状旁腺激素分泌，将骨骼中的钙动员到血液中，使血钙经常保持恒定，以保证重要生理活动的正常进行。但若长期摄钙不足，骨量减低，会加速老年人的骨质疏松，容易引起骨折。

含钙质丰富的食物有：乳类和乳制品（牛奶、酸奶、奶酪等），豆制品（豆腐、豆浆等），水产品（鱼、虾、海带、虾皮、紫菜、鱼骨粉等）。其他食物：排骨汤、藕粉、根茎类的植物、芝麻、山楂等。

6. 多食富含胶原蛋白、异黄酮的食物

见图 5 – 2 – 3。

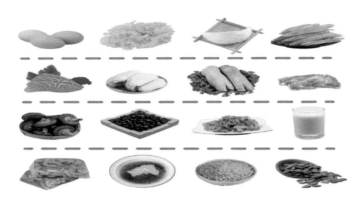

图 5 – 2 – 3　多食富含胶原蛋白、异黄酮的食物

多食富含蛋白质、钙质、胶原蛋白、异黄酮的食物，可防止骨质疏松，促进软骨的生长及关节滑液的生成，使骨骼、关节更好地进行钙质的代谢。如黑木耳、鸡爪、猪蹄、豆类制品等。

7. 适量或少吃茄属蔬菜

适量或少吃茄属蔬菜，如西红柿、土豆、茄子、辣椒等，因为其中的生物碱能使关节炎症加重。见图 5 – 2 – 4。

8. 少吃含胆固醇高的食物

少吃含胆固醇高的食物，如动物的脑子（猪脑、牛脑、羊脑），禽蛋黄（咸鸭蛋黄、鸡蛋黄、鹌鹑蛋黄、皮蛋蛋黄），动物肝脏、猪肾、猪肺、猪心、猪肚、猪大肠，还有蟹黄、蟹子、鱼子、墨斗鱼（乌贼）、鱿鱼、蚬肉、黄油、凤尾鱼、猪舌、猪肥肉、冰激凌等食物。

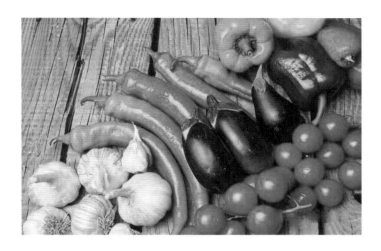

图 5 – 2 – 4 少吃茄属蔬菜

二、膝节置换术后饮食禁忌

1. 应戒烟酒、浓茶、咖啡，以少食油盐、清淡为主。见图 5 – 2 – 5。酒精会造成身体脱水，抵消掉手术后补充的水分，对伤口愈合过程产生不利影响。而且饮酒还会与术后麻醉剂产生负面作用，并且会影响处方类止痛药发挥作用，有饮酒习惯的患者，务必克制。加工食品，如油炸类加工食品不仅含有大量的钠、糖和防腐剂，还有不健康的脂肪，其营养成分、膳食纤维、维生素和矿物质含量都很低，对消化系统会产生不利的影响，将会影响手术后的愈合和恢复。

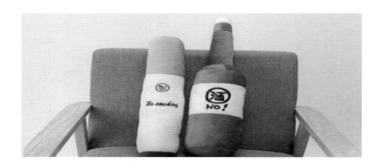

图 5 – 2 – 5　戒烟酒

2. 忌辛辣刺激食物，如花椒、胡椒、辣椒、狗肉、腊肉、韭菜、香菜等应该不吃。见图 5 – 2 – 6。

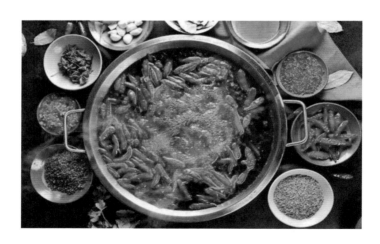

图 5 – 2 – 6　忌"辛辣刺激食物"

3. 方便面、火腿肠、罐头类、油炸食物等要尽量少吃或者不吃。手术后不得食用蛋糕、饼干、巧克力、甜饮料、软饮料以及任何精制糖含量高的食物。糖不仅会增加炎症，还会导致血糖水平上升，体重增加，也不利于未来几个月的康复。见图5－2－7。

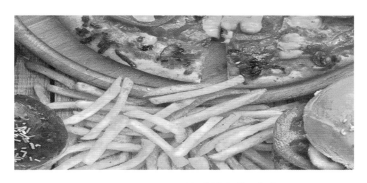

图 5 –2 –7　限制"垃圾"食物

4. 切忌术后补得太多或盲目进补，应根据患者的身体状况及食物特性，选择口感清淡、营养合理、质量适宜的食物。

5. 术后 1 天内，不宜进食牛奶、豆浆等易胀气的食物。能正常进食时，应给予熟烂、嫩、软、少渣以及营养搭配合理的食物。

三、误区

在临床上，有一些手术后的患者常常会问："可不可以吃鱼、海鲜、鸡肉、牛羊肉补一补呢？"

很多人会担心，这些东西是"发物"，吃了对伤口愈合不好，留下瘢痕，更夸张的说法是，会导致术口感染。尤其是骨科手术，感染对患者和医生来说，都是灾难性的问题。

其实，现代科学认为，这些都是谣言。只要平时吃鱼、海鲜、鸡肉、牛羊肉等不过敏，手术后是可以适量吃的。因为手术本身对机体是一次打击，术后患者自身组织器官的自我修复需要大量的蛋白质原料，这时候适当多补充蛋白质是非常有必要的。

而实际上，鱼肉、牛羊肉以及鸡肉中富含丰富的优质蛋白质，对于手术后患者伤口、骨骼等的愈合，以及患者全身营养状况的改善，意义重大。当然，也可能是因为这类食物中蛋白成分比较丰富而引起过敏，但是只要术前不过敏，术后适当摄入是没问题的。

至于伤口发炎，其实伤口感染的发生是极其复杂的病理过程，它是致病微生物和人体免疫力下降共同导致的。与具体吃什么东西关系不大，随着医学的进步，目前还没有将鱼、牛羊肉等列为术后感染危险因素。

四、特殊人群饮食

术后患者的饮食摄入还需遵医嘱选择合理的膳食方案。

1. 如果同时患有严重的食管和胃部疾病，如食管炎、胃炎、胃溃疡伴出血；以及患有慢性腹泻、慢性肠炎、肠粘连的患者术后应该避免进食高纤维食物。

2. 新鲜的水果蔬菜，有助于为术后的身体及时补充足量的维生素，推荐大家适当多吃。但是有糖尿病的患者应该注意，水果一定要在血糖控制稳定的前提下吃，因此不建议大家在饭后马上吃水果，这样餐后血糖值容易明显升高，比较好的方法是在两餐间的时间段，少量进食一些，这样能保证血糖相对稳定的情况下补充营养。

3. 一些患者患有痛风，就要注意避免吃高嘌呤的食物，比如瘦肉、动物内脏等。

4. "三高"的患者，因为高血糖、高血脂、高血压，最好少吃含脂肪、胆固醇高的食物。比如肥肉，油炸、油煎的食品，还有荤汤、蟹黄、鱼子、动物的内脏、肉皮、巧克力、糖等；同时还要警惕看不见的脂肪，比如植物油、花生油、豆油；还有坚果类的食品，比如开心果、巴旦木、腰果等；还有全脂牛奶以及奶制品，这些吃了会升血脂和血糖，同时会导致血压的升高。

可以多吃有助于降脂、降糖、降压的蔬菜，比如芹菜、绿豆芽、苦瓜、青菜、黄瓜、萝卜；多吃菌菇类、藻类的食物，比如香菇、草菇、金针菇、海带、紫菜、裙带菜。主食要以杂粮为主，比如荞麦、糙米、薏米等杂粮。另外，患者应保持愉悦的心情，对伤口愈合是有很大帮助的。

第六章

常见问题答疑

一、什么是人工膝关节置换术?

人工膝关节置换术是指用人工假体取代已严重损坏而不能行使正常功能的膝关节表面,从而消除疼痛,矫正畸形,恢复其稳定性和活动度,改善膝关节活动功能,提高生活质量的手术。简单地说就是把磨坏的软骨去掉,换成人造的软骨,中间加上耐磨的垫片。

二、膝关节置换术能达到怎样的效果?

可以完全像正常人一样活动!游泳、跳舞、上下楼、旅游、做家务都没有问题!

三、人工关节能用多少年?

人工关节采用金属和高分子塑料,按照人体关节的形状制作而成。这些材料经过严格的实验检测,是安全可靠的。运动量不大的老年人,90% 的患者假体可以使用 15 ~ 20 年以上。当然,人工膝关节的使用寿命还和许多因素有关:患者自身条件、活动量、体重、假体植入的精确性等等。使用时，人工膝关节会产生磨损，尽量减少会缩短关节寿命的一些活动。目前，骨科界专家与工程师和材料学家等共同努力，不断改进人工关节材料、工艺和手术技术，对于那些选择关节置换来改善生活质量并希望健康无痛活动的患者来说，效果是比较好的。

四、一般膝关节置换术需要住院几天呢?

住院以后，我们首先检查患者的身体状况、评价心肺功能、制定手术方案，这一般要 2～3 天。手术后如果恢复良好，1 周以后，患者就可以出院到康复中心或在家中进行功能锻炼。通常关节置换手术的住院时间为 1 周。

五、膝关节置换术大概需要多长时间?

我们的技术和经验已经将手术时间大大缩短。一般单侧膝关节置换的手术时间约 90 分钟，麻醉准备时间约 30 分钟。但如果是关节严重屈曲变形、关节翻修等复杂手术，手术时间会延长。

六、膝关节置换术的伤口有多大?

膝关节置换术的伤口长度大约为 20cm，如果关节严重变形，可能伤口还会再延长几厘米。

七、关节置换术后，多久可以正常行走?

人工关节置换术后第 1 天，患者就要在家属或护工的帮助下被动的活动关节。术后 2 ~ 3 天拔除伤口引流管后，我们即鼓励患者在床边练习，下床以助行器或拐杖练习行走。一般来说，术后 2 ~ 3 个月可逐渐恢复日常活动。此后，随着功能锻炼的继续进行，关节的活动会越来越好。

八、何时疼痛会消失?

通常会有数周到数月的不舒适感，但是手术后的疼痛常常会比手术前所经历的疼痛轻得多。

九、术后多久可以恢复正常活动?

术后 7 ~ 8 周大多数患者可以驾车，日常活动时应该排除使关节受力较大的活动。

十、膝关节置换术后关节有肿胀和发热的感觉正常吗?

术后 6 ~ 10 个月的康复过程中，患者经常会感到关节发热，这是由于身体对假体的反应或者功能训练过程中膝关节活动刺激引起的炎症所致。虽然这种炎症不是细菌感染造成的，但是也具有红、肿、热、痛等特点。随着时间的推移，这些症状逐渐会消失，恢复正常。

十一、为什么膝关节置换术后关节周围发紧，像金属箍套束缚的感觉?

这主要是由于术后瘢痕形成所致，可以通过锻炼逐渐拉开瘢痕组织，这种感觉就会消失。

十二、为什么膝关节置换术后伤口周围有"麻木感"或"过电样"窜痛，尤其是膝关节外侧偏下处?

这是由于支配手术切口外侧皮肤的神经皮支再生所致，当神经再生过程中冲破瘢痕时，就会产生"过电样"疼痛感觉，上述症状不影响患者的日常起居和康复训练的进行，往往半年后自行消失。

十三、晚上有疼痛或酸胀，早晨起床前发僵，正常吗?

疼痛强度与患者术前膝关节的功能状态有关，膝关节功能评分越低，术后因训练引发的疼痛可能越明显。

十四、为什么置换术后走路发僵或不自然?

术后早期关节僵硬，多属正常范围，通常在 6~8 周可以得到不同程度的缓解，至术后 3 个月内膝关节活动度基本恢复。

十五、活动过程中膝关节内有"咔啦声"异响怎么办?

一般是由于新安装的假体周围软组织仍然松弛,肌肉无力,缺乏足够的力量维持平衡。假体在术后的活动过程中,特别是髌骨与股骨髁假体间有碰撞时,就会出现上述响声。随着时间的推移,软组织自身修复平衡后,这种声音会逐渐消失。但在症状明显时,应向专业医生咨询,以排除髌骨滑脱的可能。

十六、在住院之前,我要做哪些准备?

1. 停止吸烟会帮助您降低发生手术并发症的风险。

2. 保持积极乐观的心态。关节置换手术是非常成熟的手术,手术团队通常技术全面,熟练掌握各类复杂的关节置换和翻修手术。所以请您放松心情,不要过度紧张。

3. 保证良好的身体状况,避免发生感染。感染可以使细菌在您的身体扩散,感染您新置换的关节,因此住院以前要注意避免患有牙龈脓肿、尿路感染、足癣、肺炎和流感等。

4. 内科慢性病的治疗。如果您患有高血压、糖尿病、冠心病等内科疾病,建议您住院之前到相应的门诊进行复查,请医生为您调整降血压、降血糖的药物,使血压、血糖控制在满意的水平,这样手术更加安全。冠心病患者到心内科门诊复查,评估心脏功能。如果您服用阿司匹林,应停药 1 周后方可住院,因为这些药物会增加手术出血的风险。

十七、住院期间的康复锻炼应该怎样进行?

1. 股四头肌收缩训练

收缩大腿前方股四头肌,把膝关节向下压向床面,维持5~
10秒钟,2分钟内重复10次。休息1分钟后重复以上动作,直
到感觉大腿前方肌肉疲劳。见图6-1。

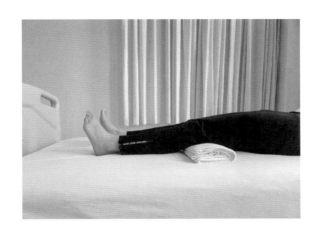

图6-1　股四头肌收缩训练

2. 直腿抬高训练

膝关节伸直,抬高下肢,使足跟抬高离开床面,保持10秒
钟,缓慢放下。反复训练直到感觉大腿肌肉疲劳。见图6-2。

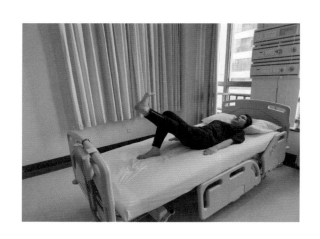

图 6 - 2 直腿抬高训练

3. 踝泵训练 有节奏地进行踝关节的屈、伸活动，在屈曲位和背伸位各停留 3 秒钟。20 次/组，10 组/日。见图 6 - 3。

4. 膝关节伸直训练 将毛巾卷垫于足踝后方，使足跟高于床面。收缩大腿前方的股四头肌，尽量使膝关节伸直并使膝关节后方贴近床面，持续 5 ~ 10 秒钟。重复该动作直到感觉肌肉疲劳。见图 6 - 4。

5. 床上膝关节屈曲训练 尽量屈曲膝关节，屈膝同时足跟在床面上滑动，膝关节屈曲到最大程度时保持 5 ~ 10 秒钟，重复该动作直到感觉肌肉疲劳。见图 6 - 5。

6. 椅子上膝关节屈曲训练 坐在椅子上或床边，将健侧的脚放在手术侧足跟的后方，支撑手术侧的膝关节，同时缓慢屈曲手术侧的膝关节，弯曲到不能弯曲为止，保持 5 ~ 10 秒钟。

重复该动作直到感觉肌肉疲劳。训练到一定程度，可以交换两只脚的位置，用健侧的脚向后方压手术侧的脚，增加膝关节被动屈曲度。见图6－6。

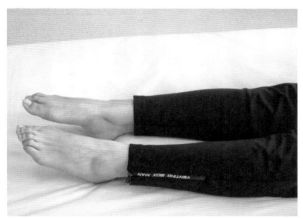

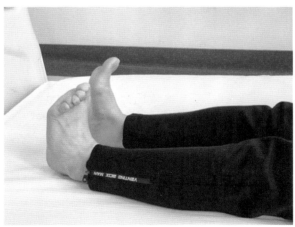

图6－3 踝泵训练

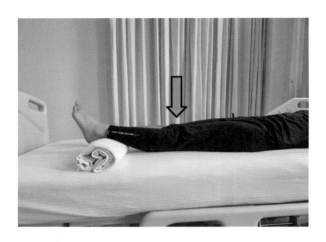

图 6 – 4 膝关节伸直训练

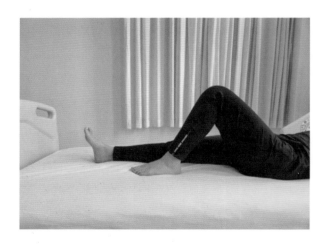

图 6 – 5 床上膝关节屈曲训练

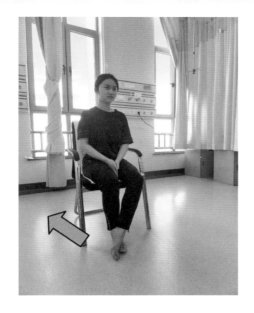

图 6 – 6 椅子上膝关节屈曲训练

7. 行走 刚开始行走时，您需要准备一个助行器。行走前需站稳，扶好助行器，首先向前轻微移动助行器，然后手术侧膝关节保持伸直向前（患侧）迈一步，使足跟先着地，然后把身体重量均匀放在整个脚面上，健侧再迈一步跟上。使用助步器口诀顺序：助步器→患侧肢体→健侧肢体。行走时求稳不求快，要保持良好的节奏。可自己调节迈步的幅度和速度。当患者的肌肉力量和耐力逐渐恢复后，可以把更多的身体重量放在手术侧的腿上。此时可改用一根拐杖，记住用健侧的手扶拐杖。

十八、什么时候拆线和复查呢？

术后 2 周返回门诊拆线。术后 3 个月内建议每个月复查一次。术后半年及术后每年复查一次。术后 2 周主要是看一下伤口，根据情况决定是否需要开一些消炎镇痛的药物，再看一下患者的功能恢复情况，看是否有必要转介康复科；术后 6 周是第二阶段和第三阶段的一个关键节点，非常重要，主要看关节功能恢复的情况，如有需要会立即转介康复科；术后 3 个月，关节的功能状态基本上已定型或接近定型，一般是拍个 X 线片，看看假体的位置有没有问题，再做一个总体的功能评价。